吃出
抗癌力

孙蔚莉　卞卫和　张亚男◎主编

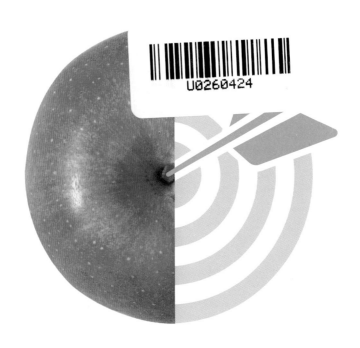

U0260424

江苏凤凰科学技术出版社·南京

编者名单

◎ **主编**

孙蔚莉　江苏省肿瘤医院内科主任医师

卞卫和　江苏省中医院乳腺外科主任中医师

张亚男　东南大学附属中大医院乳腺病中心主任医师

◎ **副主编**

谢　晖　江苏省人民医院乳腺外科主任医师

季明华　江苏省肿瘤医院放射治疗科副主任医师

赵　婷　江苏省人民医院营养科副主任技师

邓　荣　江苏省肿瘤医院乳腺外科副主任医师

武　渊　江苏省肿瘤医院内科副主任医师

◎ **编委**（排名不分先后）

渠慎强　南京同仁医院临床营养科副主任技师

黄小菲　江苏省中西医结合医院急重症医学科副主任中医师

娄书畅　江苏省肿瘤医院放射治疗科护师

吕建鑫　东南大学附属中大医院乳腺外科主治医师

曹欣华　东南大学附属中大医院乳腺外科主治医师

王宝偲　东南大学附属中大医院乳腺外科主治医师

徐　露　江苏省人民医院营养科副主任医师

廖妍妍　江苏省人民医院乳腺病科副主任护师

夏仪沁　江苏省人民医院乳腺病科主治医师

胡萌萌　江苏省中医院体检中心主治中医师

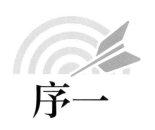

序一

　　肿瘤是人类面临的常见疾病。营养是肿瘤患者在所有治疗中获得保障的基石。对患者来说，补充营养是包括生理、心理、精神等所有疾病康复的关键，是非常重要的一种治疗。人们罹患肿瘤后，常常会出现"四不"现象，即"不想吃饭、吃不下去、不知道怎么吃、不知道吃什么"。因为疾病会导致患者消化不良、吸收不全、进食不足甚至不能进食，那么"如何吃、怎么吃、吃什么"就是治疗中首先要解决的问题。

　　这本《吃出抗癌力》的编者主要是江苏省老年学学会老年健康教育与促进专业委员会的成员，集聚了江苏省内多家三甲医院具有丰富经验的肿瘤专家。在书中，作者基于健康人群的养康、养调、养治三结合，阐述了肿瘤患者在平时如何通过加强营养来预防疾病、在治疗的不同阶段如何做到均衡饮食、在治疗、康复期如何通过营养加快痊愈进程，从而达到促进肿瘤患者科学摄取营养、延长生命、提高免疫力和生活质量的目的。

　　饮食健康，虽不同于药物，也异于手术，却如小雨滴答点屋檐、微风扑簌拂苍松。好的饮食习惯，可以春风化雨、润物无声，帮助肿瘤患者渡过重重难关，是最切合实际的人文关怀。肿瘤的治疗因为饮食变得亲切，冰冷的手术刀因为营养变得温情。

　　良药苦口，好书益智。希望通过《吃出抗癌力》这本书，让肿瘤患者朋友及其家人对饮食健康有比较全面的科学认识。建议大家好好阅读这本书，不管是健康人群，还是在治疗过程中忍受着"煎熬"的患者，都能从中找到促进饮食健康的有益建议。

施国庆

江苏省老年学学会会长、河海大学教授

2023年10月

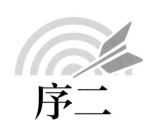

序二

　　世界卫生组织和国家癌症中心相关数据显示，近年来我国新增癌症发病数整体呈上升趋势。癌症对人民生命健康、家庭幸福以及社会经济发展构成严重威胁。如何降低癌症患病率、延长癌症患者生存期、提升患者生命质量已成为亟待解决的重大医学和社会问题。

　　国家癌症中心指出："癌症是一类可防可控的疾病，大约40%的癌症可以通过控制癌症危险因素、改变生活方式等得以避免。"中国人素来讲究药食同源，科学的营养摄入有利于健康促进，不良的饮食习惯会造成"病从口入"。医学上，饮食调理和营养支持本身就是抗癌防癌的重要手段和方法。

　　这本《吃出抗癌力》由孙蔚莉教授等一批长期从事抗癌防癌临床工作的专家共同编撰。书中详细阐述了癌症发病的真相、抗癌防癌的饮食建议，以及肿瘤患者在治疗期和康复期的饮食指导等内容，具有良好的专业性、科学性、针对性和指导性。本书通过通俗易懂的语言，深入浅出地向读者普及肿瘤营养医学知识，对于肿瘤患者抗癌具有积极的指导和促进作用，对于高风险患癌人群具有重要的预防和警示意义，对于医务人员具有较好的参考和借鉴价值，是一本不可多得的科普力作。

　　作为医务工作者和健康促进专委会专家，我愿意将这部科普作品推荐给大家。同时，我希望更多的医务人员和专家践行"健康中国　医者先行"的使命担当，更多地关注患者及其家庭和社会的需求，创作出更多优质的科普作品，为健康中国建设作出更多贡献。

赵俊

江苏省政协教卫体委员会分党组成员、副主任

2023年10月

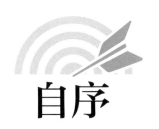

自序

　　从医30多年，相比一般医生，我可能与癌症结缘更深。这倒不是说我的学识有多丰富，而是因为我发自心底地想要让更多人认识、了解癌症，不再惧怕癌症。我联系了几位熟识的业界好友，共同开设了《蔚蓝讲坛》，希望能给更多有防癌、抗癌需求的患者和家属提供更科学的健康生活建议。

　　抗癌力（anticancerability）指的是个体本身具有的一大类综合能力，它可促使人体自我防范癌变，帮助人体摆脱癌症干扰，或从癌症伤损中恢复，维持健康。正如第一章《癌症的真相》中所说，在中国医生眼中，多数癌症患者患的只不过是一种与糖尿病、高血压类似的慢性疾病，虽然相比较而言有一定的治疗难度，但已不属于不治之症。在某种意义上，癌症有时候比糖尿病、高血压等要好治疗得多。我和我的团队奉行"癌症只是慢性病"的理念，并由此制订一系列治疗策略与健康饮食建议，得到很多患者朋友的肯定与支持。书中很多真实可靠的案例，为抗癌治疗提供了更多的希望。在这里，我衷心感谢我的患者朋友。

　　医生看病是科学、知识、悟性和经验的结合，既有技术因素的指引，又有人文和艺术因素的支持。本书肯定存在不足，对治癌的观念、策略和方式，有不同看法和意见者肯定不少。希望本书的出版能抛砖引玉，激起讨论，求得批评和指正。希望这本书能给更多高风险人士提供些许科学的防癌建议，能给患者朋友在选择治疗方案时提供一点启迪和参考。

孙蔚莉

2023年10月

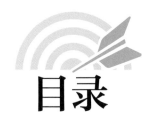

目录

第一章

癌症的真相

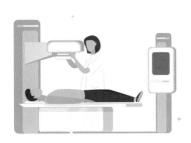

第二章

选对食物，养成良好的抗癌饮食习惯

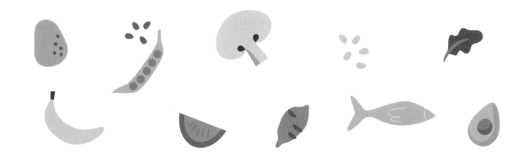

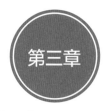

第三章

癌症治疗期间怎么吃

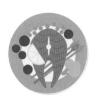

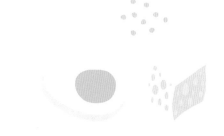

第四章

减少治疗副作用怎么吃

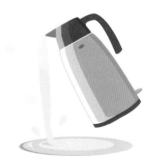

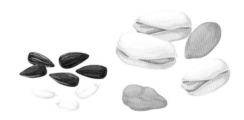

第五章

康复期防复发怎么吃

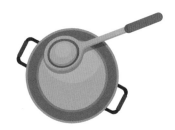

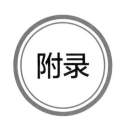

附录

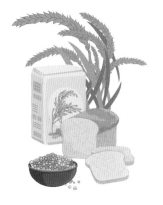

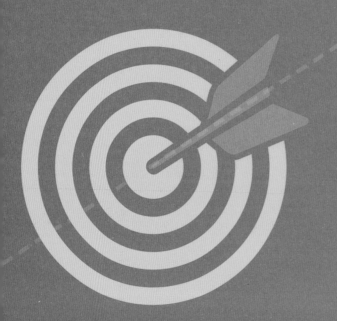

第一章

癌症的真相

　　"癌症是不治之症！"这是时下大多数人对癌症的认识。无论是否患癌症，人们都对癌症充满恐惧。那么究竟什么是癌症，癌症真的有那么可怕吗？本章将带大家正确认识癌症，不再"谈癌色变"。

➤ 从不治之症变成可治愈疾病

人们所说的癌症泛指所有恶性肿瘤，它的原理是在物理、化学、病毒等致癌因素的作用下，正常细胞中的原癌基因和抑癌基因发生突变，导致正常细胞转化成了癌细胞。癌细胞生长迅速，能侵犯周围组织，有强大的破坏性。

◉ 癌症只是慢性病

受治疗方法和治疗效果的限制，长期以来，大多数人对癌症治疗的印象是手术切除＋放疗/化疗，然后就是等待死亡的到来。患者在确诊癌症后的每一寸光阴仿佛是生命的倒计时，再加上放疗、化疗、手术，各种治疗的高昂费用，令很多家庭因病致贫，人财两空。民众苦癌症、恐癌症久矣！

其实癌症并不可怕，只是民众对癌症的恐惧和误解太深了。在很多医生特别是肿瘤科医生的眼中，大多数癌症患者患的只不过是一种与糖尿病、高血压类似的慢性疾病。

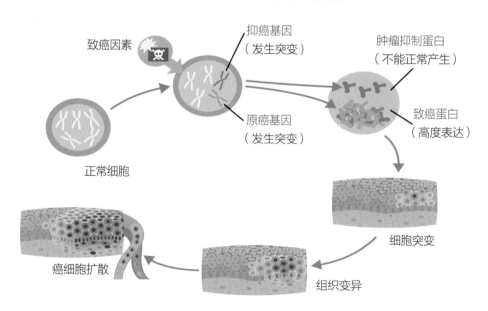

在各种致癌因素的作用下，正常细胞中的原癌基因发生突变，导致致癌蛋白高度表达；抑癌基因发生突变，使肿瘤抑制蛋白不能正常产生。正常细胞因此变成癌细胞并迅速分裂扩散，进一步破坏人体的正常生理功能。

◎ 从正常细胞发展到肿瘤，需要10年以上

从正常细胞演变到肿瘤细胞，再到形成可见的肿瘤，通常需要10~20年，甚至更长的时间。只有当一些危险诱因对机体防御体系造成严重损害，机体修复能力亦降低到一定程度时，才会发生恶性肿瘤。如果癌细胞没有出现远处转移，且在能够被切除的部位，那么及时做手术，患者的治愈率就非常高。所以肿瘤越早被发现、及时进行治疗，患者的治疗效果就越好。

◎ 世界卫生组织已经把肿瘤列为一种慢性病

自2006年起，世界卫生组织（WHO）等国际权威机构就把"不治之症"的癌症重新定义为"可以治疗、控制，甚至治愈的慢性病"。虽然相比较而言有一定的治疗难度，但已不属于不治之症了。同很多糖尿病、高血压患者只能终生服药相比，不少癌症患者在经过规范化、个体化综合治疗后，病情可完全稳定，甚至达到治愈的效果，后续只要定期复查，不需要定期服药。

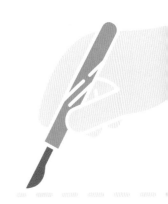

◎ 用中医提倡的生活方式防癌抗癌

无论患癌与否，人们都需要保持健康的生活习惯。《黄帝内经》提到，健康的生活方式是"食饮有节，起居有常，不妄作劳"，指的是要规律饮食、规律作息、适度运动。

《千金要方》里亦云："饱食过多则结积聚，渴饮过多则成痰游。"旨在告诫人们饮食要有节制，不能随心所欲。

中医理论认为"顺应天时，起居有常"。人应顺应自然界阳盛阴虚的变化，保证良好规律的睡眠。

《黄帝内经》记载："正气存内，邪不可干。"其中，"正气"就是对病原微生物的抵抗力以及自身的调节能力和适应能力。运动可以调节人体阴阳平衡，增强"正气"，帮助机体抵御各种疾病的侵袭。

在癌症治疗中，会用到一个名词：五年生存率。如果患者在经过治疗后，五年之内病情不复发，则基本上算是治愈了。

35岁开始，癌症发病率显著上升

国家癌症中心数据显示，中国人从35岁开始，癌症发病率逐渐提高；0~74岁，癌症发病率为21.42%；80~84岁，癌症发病率达到最高点。

◎ 生活中常见的肿瘤

除了头发和指甲，癌细胞可以在人体的任何部位"生根发芽"，男女容易患癌的部位还有所不同。男性癌症发病率前十位的是肺癌、前列腺癌、结直肠癌、胃癌、肝癌、膀胱癌、食管癌、非霍奇金淋巴瘤、肾癌、白血病；女性则是乳腺癌、结直肠癌、肺癌、宫颈癌、甲状腺癌、子宫体癌、胃癌、卵巢癌、肝癌、非霍奇金淋巴瘤。预防癌症，治疗癌症，早发现最重要。定期体检，积极做好防癌工作才能远离癌症。

◎ 8个易致癌的不良习惯

➤ 爱吃甜食

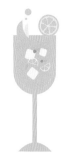

日本医师名和能治在《怎样防治癌症》一书中提出了"糖"与癌症的关系："癌细胞等肿瘤细胞主要依靠糖酵解作用为生。这些肿瘤细胞分解糖的能力非常强盛，约为血液的20倍。如果使血液流过肿瘤，约有57%的血糖被肿瘤消耗掉。"

➤ 吸烟

《美国临床营养学杂志》报道，每天喝两杯甜饮料，患胰腺癌的风险会变高。

无论是"一手烟""二手烟"还是"三手烟"（吸烟后残留在衣物、墙壁、地面、皮肤表面等地方的烟草残留物），这些烟雾中的有害物质都会成为肺癌发病的重要因素。研究数据显示：85%以上的肺癌死亡同吸烟相关。

▶ 偏爱红肉

有些人是肉食主义，无肉不欢，偏爱吃猪肉、牛肉、羊肉等红肉，不喜欢吃蔬菜与水果。他们患肠癌的比例比每月只吃少量肉的人要高2倍以上。吃的红肉越多，患肠癌的可能性就越大。

▶ 缺乏维生素

维生素A、β-胡萝卜素缺乏者，患肺癌的风险增加3倍；维生素C缺乏者，更容易患食管癌、胃癌；维生素E缺乏者，肝癌、结肠癌等发生率都会提高。

▶ 经常熬夜

经常熬夜的人，会由于睡眠不足导致自身免疫力降低，体内发生异变的细胞会越积越多，从而提高患癌的概率。

▶ 经常憋大小便

尿液中一般含有一种或几种致癌物质，均能刺激膀胱上皮使其癌变。粪便中的有害物更多，若经常刺激肠黏膜，也会导致癌变。

▶ 酗酒

酒精是一类致癌物，每18个癌症患者里面就有1个和长期饮酒有关。长期慢性饮酒不仅与原发性肝癌的发生有相关性，还与口腔癌、咽癌、喉癌、食管癌等多种恶性肿瘤的发生密切相关。

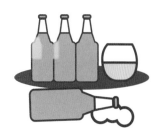

▶ 癌症患者的子女或直系血亲

肿瘤遗传学研究认为，人类癌症的发生与遗传因素有很大的关系，癌症患者的后代患癌的风险显著高出一般人群。不过，也有学者提出，这种风险虽然存在却未必与遗传有太多关系，而是相同或者相近的区域环境和不良生活习惯造成的。

瑞典一项研究表明，45岁以上的男性，如果少喝酒甚至不喝酒，就可以大大降低得食管癌和胃癌的风险。

◎ 这些情况可能是癌症的征兆

在临床治疗中，经常会有患者或家属问到这样几个问题：癌症发生之前会出现征兆吗？是怎样的征兆？下面就几种常见癌症展开说明。

常见癌症的征兆

乳腺癌	当乳房发现肿块、乳房皮肤出现异常、乳头出现溢液、乳头或乳晕发生异常改变等情况时，就要警惕乳腺癌的发生
胃癌、肺癌、肾癌及结直肠癌	这4种癌症的征兆有一个共同特征：体重突然下降。如果近期并没有增加运动量或是减少饮食，但体重突然暴跌，就要警惕这些癌症的发生
卵巢癌	卵巢癌的早期征兆比较明显，就是腹部持续胀痛。很多女性朋友会认为腹部胀痛可能与月经有关，但如果持续时间达到数周，并且小腹出现了压迫感、疼痛感，伴随肠胃不适、食欲缺乏或极易饱腹，就可能是卵巢癌的征兆
子宫内膜癌	子宫内膜癌的征兆是月经周期之间阴道异常出血、大小便出血，出现类似症状不可抱有侥幸心理，认为只是月经的表现
肠癌、胃癌及白血病	这3种癌症会带来强烈的疲劳感。正常的疲劳可以通过合理的休息缓解，但癌症带来的疲劳感不能通过休息缓解，甚至会越发严重
前列腺癌	前列腺疾病会随着男性年龄的增长而出现。尿频、尿急和尿不尽的情况不一定和前列腺癌有关系。但如果症状持续加重，或是小便出现强烈的紧迫感，就要警惕前列腺癌的发生
胰腺癌	胰腺癌的症状很强烈，患者会经常出现持续的腹痛并且伴有抑郁，其他症状包括黄疸或是大便呈现异常灰色
肠癌、膀胱癌及肾癌	血便是肠癌最典型的症状（除痔疮外），如果肿瘤出现在肛门附近，还可能会出现大便变细、大便次数增多或排便困难等症状。无痛血尿或排尿困难则可能与膀胱癌和肾癌有关

中国癌症患者的负担较重

国际癌症研究机构（IARC）发布的全球癌症统计数据显示，2020年，中国癌症新发病例和死亡病例约占该年全球癌症新发病例和死亡病例的23.68%和30.2%。

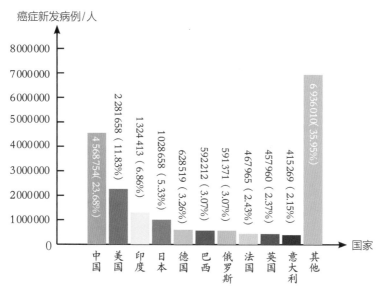

2020 年全球癌症新发病例排名前十位的国家

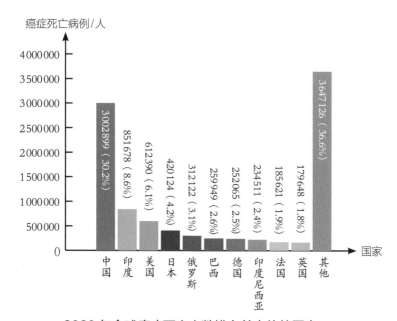

2020 年全球癌症死亡人数排名前十位的国家

2020年，中国和美国分别有4 568 754和2 281 658癌症新发病例，以及3 002 899和612 390癌症死亡病例。也就是说，中国癌症新发病例数是美国的2倍，但死亡病例数却是美国的4.9倍。

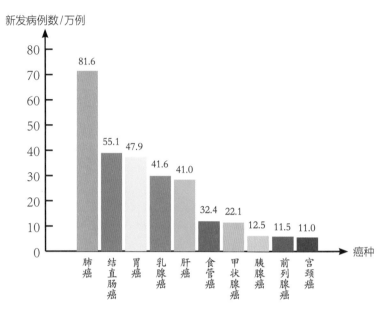

2020 年中国常见癌症新发病例数排名前十位

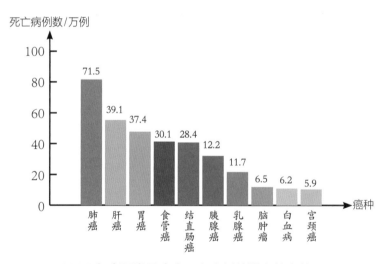

2020 年中国常见癌症死亡病例数排名前十位

中国常见癌症新发病例数前五位依次为肺癌、结直肠癌、胃癌、乳腺癌及肝癌，这五种癌症的新发病例数占全国总数的58.7%。在"死因谱"上，死亡病例数排名前五位的是肺癌、肝癌、胃癌、食管癌及结直肠癌，占全国总数的68.7%。

◎ 中国肺癌5年生存率仅为10%~15%

肺癌，又称支气管肺癌，根据发生部位不同分为中央型肺癌和周围型肺癌，发展过程非常缓慢，可达5~8年，甚至是10年。许多肺癌事实上是发生在肺内细小的支气管上皮，发病年龄大多超过40岁，以中央型鳞癌最多，这一类肺癌患者中约有95%的人为嗜烟者，并多为男性。

自1988年至今，中国人肺癌发病率持续升高，目前整体肺癌患者5年生存率仅为10%~15%。在2020年，全国约有71.5万人死于肺癌，发病率和死亡率均排名第一，患者负担十分沉重。因此可以说，在中国，肺癌是第一大癌症。

◎ 中国女性有较高的肺癌发病率

众所周知，吸烟是肺癌的第一大诱因。中国人沉重的肺癌负担与惊人的3.5亿烟民数量密切相关。研究发现，东亚地区40~70岁的女性吸烟比例远低于美国女性，然而得肺癌的概率是美国女性的2~3倍。这其实与容易致癌的外部因素有关，包括被动吸烟、空气污染等。

女性肺癌患者患肺腺癌较多，这一类肺癌的发病与被动吸烟等因素有关。二手烟是明确的致癌物，而中国是全世界二手烟问题很严重的国家之一。据世界卫生组织估计，中国每年因二手烟患癌死亡的人数达到10万。而这10万人中，就有很多不吸烟的女性肺癌患者。

◎ 中式烹饪方式更容易致癌

除吸烟外，中国女性较高的肺癌发病率和死亡率，还可能与户外空气污染以及使用室内固态燃料用于取暖、烹饪有关。值得一提的是，中国约有20.5%的肺癌死亡病例与高浓度的PM2.5有关。室内固态燃料产生的油烟是和雾霾一样的致癌物，它带来的PM2.5是瞬时的、短期的。油炸或者热油炒菜的时候，PM2.5的浓度会飙升几十倍。

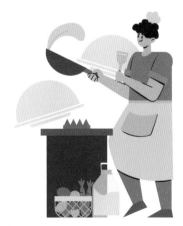

在厨房做饭的时候要注意通风，并减少使用爆炒、油炸等烹饪方式，保持健康的饮食习惯。

➤ 女性警惕乳腺癌，男性关注前列腺癌 ———————➤

◎ 乳腺癌是全球新发病例数最高的癌症

国际癌症研究机构（IARC）发布的2020年全球癌症数据显示,2020年全球新增癌症病例约1929万。其中,乳腺癌新增病例达221万,首次超过肺癌,成为"全球第一大癌症"。乳腺癌患者中超过99%为女性,也就是说,乳腺癌易感人群大约占全球总人口的一半,新发病例却与肺癌相当,女性患乳腺癌的风险可见一斑。

◎ 乳腺癌发生的高危因素

➤ 生育因素

乳腺癌的发病率与生育年龄存在相关性。据统计,首次生育年龄大于35岁的女性相比于首次生育年龄小于28岁的女性乳腺癌的发病率要高3-5倍。哺乳也与乳腺癌的发病相关。未曾哺乳的女性乳腺癌的发病率高于哺乳过的女性。

➤ 生活习惯

◎ 抽烟:一项临床对照研究随访了102 927名女性,平均时长7.7年。发现吸烟女性较不吸烟女性患乳腺癌的风险高1.14倍;而17岁之前就开始吸烟的女性发病风险更高。

◎ 饮酒:研究表明,每天摄入35-40克酒精会使乳腺癌的发病风险增加32%。

◎ 不健康饮食:对于绝经后的女性,肥胖会显著增加乳腺癌的发病风险。对于中老年女性,通过锻炼和饮食的调节,身体质量指数（BMI）处于正常范围,可以有效预防乳腺癌。

➤ 遗传因素

直系亲属中有乳腺癌患者的人群,乳腺癌的发病率明显较高。当然,家族史无法预防,但却是一个非常重要的警示。建议有乳腺癌家族史的女性朋友提前开始进行筛查。

➤ 接触放射性射线

放射性射线往往对人体有害,而暴露于放射性射线的部位具有更高的癌变风险。所以,既往胸部接触过放射性射线的人群,有更高的乳腺癌发病风险。

➤ 内分泌因素

内源性雌激素和外源性雌激素增多都会增加乳腺癌的发病风险。对于绝经前的女性,内源性雌激素主要来源于卵巢。外源性雌激素主要来源于口服避孕药以及某些情况下的治疗需要。但对于激素类避孕药是否会增加乳腺癌的发病风险,目前还没有统一的定论。

◎ 前列腺癌有向年轻人转移的趋势

前列腺癌多发生于老年男性,80%的前列腺癌死亡病例大于65岁。目前,我国前列腺癌的总体发病率和死亡率在癌症中占比有增大的趋势,并有向年轻人群转移的趋势,55~65岁年龄段的男性发病率有所上升。

进入老年后,前列腺会"增生"变大,于是大多数前列腺癌患者往往只关注前列腺增生而忽视前列腺癌。很多患者直到出现了尿痛、严重的排尿不畅等症状时才去医院就诊,然而此时疾病往往已发展到了晚期。如果发现得早,患者还可以进行手术治疗,并且很大概率可以治愈;如果错过了最佳的治疗期,患者就只能采用药物治疗或放疗。

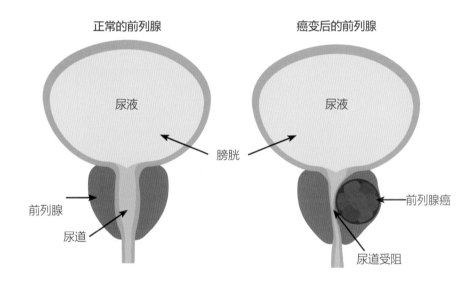

正常的前列腺形状像板栗,包绕尿道。癌变的前列腺
体积会增大,挤压尿道,导致患者出现排尿困难的现象。

前列腺癌早期往往没有明显的症状,明确的危险因素仅限于年龄、恶性肿瘤家族史、某些基因位点的遗传突变等。同时,前列腺癌的发生与人体内的性激素失衡有关,而高脂肪饮食、多坐少动、肥胖等都属于辅助致癌的因素。

此外,有前列腺癌家族史的男性更需要警惕,其患癌风险比普通人群高2~3倍。如果父亲、兄弟、叔伯或祖父曾患前列腺癌,一定要定期咨询医生进行筛查。如今,前列腺癌是一种治愈率比较高的疾病,特别是在早期阶段。因此,想要减少患癌风险,还是要注重健康饮食、适度运动,定期开展前列腺癌筛查。

这4种癌症有可靠有效的筛查方法

"筛查"是指在有症状之前进行体检，提早发现某种疾病。癌症越早发现，治疗效果越好，所以可靠、有效的筛查方法对早期发现癌症至关重要。

◎ 乳腺癌筛查：超声检查、磁共振和X射线检查

乳腺癌筛查是指通过有效、简便、经济的乳腺检查措施，在无症状女性中识别和发现具有进展潜能的癌前病变患者以及早期浸润性癌患者，实现早发现、早诊断及早治疗，最终降低乳腺癌人群的死亡率。

➤ 超声检查

超声检查是临床上较为常见的影像学检查。在乳腺超声报告中经常会看到BI-RADS（乳腺影像报告和数据系统）的字眼，该分级法将乳腺病变分为0~6类，级别越高，恶性的可能性越大。

◎ 0类表示需结合其他检查再评估；

◎ 1类表示检查没有异常；

◎ 2~3类通常提示患者有乳腺良性病变可能；

◎ 4类表示可疑恶性；

◎ 5类表示患者乳腺病变的恶性率极大；

◎ 6类表示病变活检后确诊为恶性。

➤ 磁共振成像（MRI）

磁共振成像虽可用于乳腺癌的筛查，但费用较高，不适合用于常规筛查。它可与超声检查、X射线检查联合用于某些乳腺癌高危人群的筛查。

➤ X射线检查

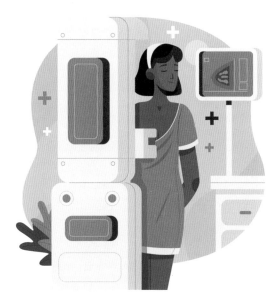

乳腺X射线检查具有无创、简单、方便、灵敏度高等优点，可以协助医生发现和诊断乳腺的良性和恶性肿瘤，但乳房偏小者不易诊断。

利用X射线对乳腺组织进行摄像，通俗地说，就是乳腺的"夹板拍片"。将乳腺放置于两块特制平板中，压紧后进行摄片，以达到对乳腺内组织进行诊断的目的。X射线检查可以对超声和磁共振无法鉴别的钙化病变进行准确辨别，但对致密性乳腺存在的病变判断能力较差，对导管内病变判断准确率也不高，需要借助超声和其他手段进行确诊。

根据中国女性乳房的生理特征及乳腺癌流行特点，中华预防医学会在《中华肿瘤防治杂志》上发表了中国女性乳腺癌筛查标准，建议45~70岁的一般风险人群应每1~2年进行一次乳腺超声检查，如不具备乳腺超声检查条件，可使用乳腺X射线检查。高风险人群宜从40岁开始进行乳腺癌筛查，每年应进行一次乳腺超声联合乳腺X射线检查。

◉ 宫颈癌筛查：HPV检查、TCT、阴道镜检查等

宫颈癌筛查的方法包括HPV(人乳头瘤病毒)检查、TCT(液基薄层细胞学检查)、阴道镜检查、子宫颈活体组织检查等。这些筛查手段各有优缺点，针对不同人群的实际情况制订多元化、个体化的筛查策略是较合适的解决方案。宫颈癌筛查适用于21~65岁的女性。

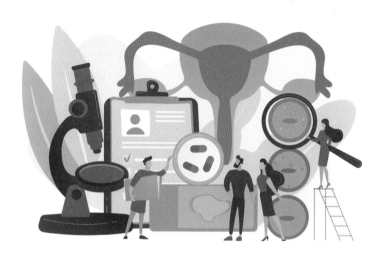

宫颈癌筛查过程简单，可以自行完成。如果是第一次检查，可以让家属陪伴，不用过多担心。

➤ HPV检查

HPV检查是在子宫颈表面取子宫颈脱落细胞进行HPV检测，是发现子宫颈癌前病变的重要方法，可以查看女性是否携带HPV。若检查结果是HPV16型和18型阳性，建议加做阴道镜检查和活检。

➤ TCT

TCT是目前国际上最先进的一种宫颈癌细胞学检查技术，与传统的宫颈刮片检查相比，明显提高了宫颈异常细胞的检出率。

➤ 阴道镜检查

阴道镜是一种检查宫颈、阴道和外阴疾病征兆的方法。医生可以借助阴道镜检查宫颈、阴道和外阴是否存在提示癌症的可疑组织区域。

➤ 宫颈刮片检查

这种方法是从宫颈上取一小块或几块组织进行病理检查，在月经刚结束时检查结果较清楚。年龄30岁及以上，且有性生活的女性，应常规做宫颈刮片，进行宫颈癌筛查。

◎ 肺癌筛查：低剂量螺旋CT

肺癌的筛查方法有很多，但目前已经被证明有效，并且被权威机构推荐的肺癌筛查方法其实只有一种，那就是肺部CT（计算机体层扫描）检查。此类检查适用于有吸烟史的40岁及以上人群。

低剂量螺旋CT可以明显提高肺癌检出率，同时能降低肺癌死亡率，尤其是针对早期肺癌。当然，CT检查也有一些缺点，比如可能会产生误报，也就是说一个本身并没有癌症的人可能会被诊断为患有癌症，导致不必要的进一步检查和焦虑；又如可能会引起过度诊断进而导致过度治疗。此外，重复多次的低剂量CT会让患者暴露在一定剂量的辐射下，甚至有可能导致健康人患癌。因此，是否进行肺癌筛查应由医生根据就诊人员个人情况进行建议。

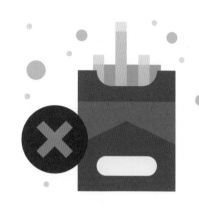

筛查是降低肺癌风险的方法之一，更有效的方法是戒烟并且避免二手烟，电子烟也不例外。

◎ 结直肠癌筛查：粪便潜血检查和肠镜检查

结直肠癌是威胁我国居民生命健康的主要癌症之一，定期进行筛查可以有效降低结直肠癌死亡率。建议关于结直肠癌的常规筛查从50岁开始进行，不分男女。

▶ 粪便潜血检查

粪便潜血检查是一种简单、无创的筛查方法。研究表明，粪便潜血检查可以降低52%的结直肠癌死亡率，高危人群可每年或每2年做一次以筛查结直肠癌（如出现阳性结果可进行肠镜检查）。这种检查的优点是可以快速筛查出可能存在的肠道病变，缺点是可能会出现假阳性结果，需要进一步检查确认。

▶ 肠镜检查

肠镜检查结果是发现肠道疾病的"金标准"，能大大提高一些癌症的早期诊断准确率。一般建议从40岁开始做第一次肠镜检查，这时候大多数肿瘤还是息肉，也可能什么也没有，也可能是早期癌。如果是高危人群，建议增加检查次数。肠镜检查的优点是准确性高，缺点是有一定的创伤性，需要专业医生操作。

打疫苗就不会得癌了吗

癌症疫苗是医学界和公众关注的焦点之一。许多人对癌症疫苗抱有极高的期望，希望通过一针疫苗彻底预防癌症。然而，目前医学界还未完全实现这一目标，人们离真正的癌症疫苗仍有一段距离。

◎ 找到不致癌的"癌细胞类似物"是关键

癌症疫苗通常是利用失活的病原体激活体内免疫系统来识别和攻击癌细胞。失活的病原体不致病，但形态和真正的病原体几乎一模一样，能够引发人体的免疫记忆。人体免疫系统是一个复杂而强大的网络，可以识别和摧毁入侵人体的病原体，包括癌细胞。然而，有时癌细胞可以逃脱免疫系统的攻击，继续生长和扩散。癌症疫苗的目标就是激活免疫系统，使其能够识别和攻击这些逃避被清除的癌细胞。因此，能否开发出有效的癌症疫苗，关键在于能不能找到某些方面和癌细胞很像，能引起免疫反应和免疫记忆，但又不导致癌症的"癌细胞类似物"。

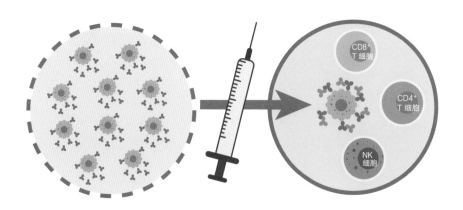

人体注射癌症疫苗后，免疫系统被激活，与疫苗病原体极为相似的癌细胞遭遇人体免疫细胞CD8⁺T细胞、CD4⁺T细胞和NK细胞（自然杀伤细胞）等的"围攻"。

◉ 疫苗在预防特定类型的癌症方面有优势

HPV疫苗是目前较成功的癌症疫苗。HPV是导致宫颈癌和其他类型癌症的主要原因之一。通过接种HPV疫苗，可以显著降低感染HPV和患上相关癌症的风险。这表明，癌症疫苗在预防特定类型的癌症方面具有巨大的潜力。此外，还有一些疫苗正在研究和开发阶段，旨在预防其他类型的癌症，如肝癌和肺癌。

◉ 治疗性疫苗有希望根除病灶

除了预防癌症，科学家们还在研究"治疗性疫苗"，用于激活免疫系统，使其能够更好地保护机体。美国癌症研究协会（AACR）提出，精确靶向癌症的疫苗在早期临床试验中被证明是安全可行的。国际医学期刊《自然医学》发布的一项研究报告显示，8例晚期黑色素瘤、手术后有高复发风险的患者，在接受个性化的癌症疫苗治疗后，由疫苗引发的控制肿瘤生长的免疫反应持续4年，患者病情均未复发。

治疗性疫苗的目标是增强免疫系统的反应，促使免疫系统识别和消灭癌细胞。虽然相关研究仍处于早期阶段，但已经有多种治疗性疫苗进入临床试验阶段，涉及实体肿瘤的超过40种，包括黑色素瘤、脑胶质瘤、肺癌、膀胱癌、胰腺癌、肝癌、卵巢癌等，为精准治疗恶性肿瘤带来了新的希望。

◉ 有疫苗能预防所有癌症吗

需要强调的是，癌症疫苗并非一针就能解决所有问题的灵丹妙药。由于癌症的多样性和复杂性，一种疫苗很难同时预防所有类型的癌症。每种癌症都具有独特的基因突变和特征，因此需要特定的疫苗来应对不同类型的癌症。这使得疫苗的研发变得复杂，需要深入了解每种癌症的病理过程和免疫逃逸机制。同时，安全性和有效性是疫苗研发中重要的考虑因素，疫苗效果和副作用需要进行大规模的临床试验来评估。即使在未来有了更多有效的癌症疫苗，预防癌症仍然需要综合多种方法，包括健康的生活方式、早期筛查和有效的治疗手段。

➤ 了解治疗手段，才能不恐惧 ————————————➤

肿瘤分类通常以组织发生为依据，每一类别又按分化成熟程度及对机体影响的不同分为良性和恶性两大类。肿瘤分期是根据个体内原发肿瘤以及播散程度来描述恶性肿瘤的严重程度和受累范围，可为医生选择适合患者病情的治疗方法提供参考。

◎ 肿瘤的类型和分期有哪些

对肿瘤分期，国际上广泛采用TNM分期系统。TNM分期系统是基于肿瘤范围（"T"是英文"肿瘤"一词"Tumor"的首字母）、淋巴结播散情况（"N"是英文"淋巴结"一词"Node"的首字母）以及是否存在转移（"M"是英文"转移"一词"Metastasis"的首字母）。

TNM 分期系统表

分期符号	临床意义
TX	原发肿瘤的情况无法评估
T0	没有证据说明存在原发肿瘤
Tis	早期肿瘤没有播散至相邻组织
T1-4	原发肿瘤的范围、大小
NX	区域淋巴结情况无法评估
N0	淋巴结未发现肿瘤
M0	肿瘤没有扩散至体内其他部分
M1	肿瘤播散至体内其他部分

每一种恶性肿瘤的分期是不相同的，因此分期中字母和数字在不同肿瘤所代表的意思也不相同。在TNM分期中，T、N、M确定后就可以得出相应的总的分期，即Ⅰ期、Ⅱ期、Ⅲ期、Ⅳ期等。有时候数字也会与字母组合细分为Ⅱ$_a$期或Ⅲ$_b$期等。Ⅰ期肿瘤通常是相对早期的肿瘤，有着较好的预后，分期越高意味着肿瘤进展程度越高。

◎ 传统的治疗方法：手术、化疗与放疗

治疗癌症的常见传统方法有手术、放疗与化疗。一般来说，大多数早期和中期的癌症患者通过手术可以达到很好的治疗效果。放疗和化疗的效果也非常显著。

➤ 手术治疗

局限性或限于局部扩散的肿瘤可以通过手术切除，适用于下列部位的癌症，如膀胱、乳腺、宫颈、结肠、子宫内膜、喉、头部、颈部、肾、肺等。癌症外科手术包括以下几类。

- ◎ **根治性手术**：把肿瘤及转移的淋巴结一起整块切除。前提是患者病期较早，肿瘤的位置合适。

- ◎ **减瘤手术**：肿瘤向远处转移和扩散，但原发肿瘤尚可以切除时，手术切除原发肿瘤，以减轻全身症状，提高机体免疫功能。

- ◎ **诊断性或分期性手术**：临床上存在一部分手术前难以确诊或难以准确分期的肿瘤，需要通过手术探查或取出做病理检查。

- ◎ **姑息性手术**：部分肿瘤虽已不能手术切除或切除意义不大，但出现了严重的威胁生命的并发症。此时可以通过手术解除直接威胁生命的并发症，减轻患者痛苦。

- ◎ **修复性手术**：临床上有些手术对患者造成的创伤较大，严重破坏形体美。目前已有很多修复性手术，如乳腺癌切除术后乳房重建等。

- ◎ **预防性手术**：主要应用于肿瘤的预防。如有些先天性或后天性病变，发展到一定程度时可能恶变，如能及时做手术，则可能预防癌症的发生。

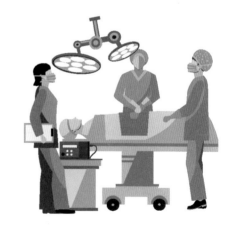

癌症手术疗效直接，能够不受生物学特性的限制，对大部分尚未扩散的肿瘤可以彻底切除原发病灶，使患者获得治愈的机会。

➤ 化学疗法

化学疗法简称化疗，是用化学合成药物来治疗恶性肿瘤。目前，有十多种恶性肿瘤在一定条件下可用化疗。因此，化疗已经从一般的姑息性治疗逐步向根治性治疗发展。化疗的副作用涉及多个方面，患者可能从头到脚都会受到相应的影响，包括脱发、恶心、呕吐、胃肠道黏膜损害、腹泻等。

➤ 放射疗法

放射疗法简称放疗，是利用天然射线或人工射线"杀死"人体内癌细胞，是一种局部治疗方法，有力武器是射线。射线带有能量，能够破坏癌细胞的染色体，杀死癌细胞；或使癌细胞生长停滞，从而缩小或消除肿瘤组织。放疗的过程较短暂，每一次治疗的时间在5~10分钟，故患者在操作过程中一般不会有明显不适。

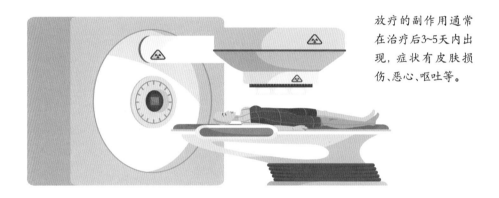

放疗的副作用通常在治疗后3~5天内出现，症状有皮肤损伤、恶心、呕吐等。

◉ CAR-T免疫疗法：快速、准确杀伤癌细胞

CAR-T免疫疗法的基本原理是利用患者自身的免疫细胞来清除癌细胞。每个人体内都会有基因突变的细胞，不过在免疫系统的监视下，很少会发展为恶性肿瘤。但有些恶性突变的肿瘤细胞非常"狡猾"，会"伪装自己的外貌"，从而逃脱T细胞（全称"T淋巴细胞"）的识别。CAR-T疗法则是相当于给T细胞加上了"导航识别系统"，让T细胞能够更准确地识别和杀伤肿瘤细胞。

➤ CAR-T免疫疗法的治疗过程可大致分为三步

◎ 先抽取患者血液，提取T细胞。

◎ 在实验室内对T细胞进行基因改造，添加人造受体（称为嵌合抗原受体，即CAR），使普通的T细胞变成CAR-T，拥有"导航识别系统"，可精准找到癌细胞。

◎ 将改造、培养好的CAR-T细胞输回给患者，然后CAR-T细胞在体内移动到肿瘤部位，识别并杀死癌细胞。

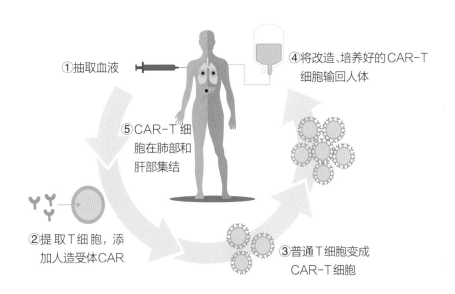

① 抽取血液
④ 将改造、培养好的CAR-T细胞输回人体
⑤ CAR-T细胞在肺部和肝部集结
② 提取T细胞，添加人造受体CAR
③ 普通T细胞变成CAR-T细胞

CAR-T 免疫疗法的治疗过程

值得一提的是，最早接受CAR-T免疫疗法的是30位白血病患者，其中27位患者体内的癌细胞在治疗后完全消失，20位患者在半年后复查，体内没有发现任何癌细胞。

目前，CAR-T免疫疗法的应用还很局限，主要用于血液肿瘤，如白血病等。对于实体肿瘤（如胃癌、乳腺癌、卵巢癌等），目前尚无相应的治疗方案。但是，CAR-T免疫疗法的理论基础展现出很多可能和巨大潜力。在生物技术不断更新迭代的浪潮之下，CAR-T免疫疗法能为癌症患者带来更多的希望。

◉ 不断更新的疗法：靶向疗法、内分泌疗法、基因疗法

随着现代医疗技术的发展与进步，恶性肿瘤的治疗手段日新月异，有靶向疗法、内分泌疗法、基因疗法等，极大地提高了晚期癌症患者的生存率。

➤ 靶向疗法

在敏感基因突变的患者身上，尤其是晚期癌症，靶向疗法起到了非常好的治疗效果。之所以称一种药物为靶向药物，是因为该药物相当于一枚安装了精准装置的微型导弹，主要攻击肿瘤细胞，对正常细胞影响较小，所以越来越受癌症患者的欢迎。但不是所有癌症都适合靶向治疗，同一种癌症也不是所有患者都适合，比如肺癌的靶向治疗，应用最多的是肺腺癌，但肺腺癌患者中只有发生某些基因突变、基因融合的人才适合靶向治疗，所以靶向治疗的原则是必须有相对应的靶点。

➤ 内分泌疗法

内分泌疗法又称激素治疗。激素是由机体内分泌细胞产生的一类化学物质，其随血液循环到达全身，可对特定的组织或细胞（称为靶组织或靶细胞）发挥特有的效用。应用内分泌药物（如孕激素、抗雌激素制剂、芳香化酶抑制剂或选择性雌激素受体调节剂等）可以治疗晚期妇科恶性肿瘤或复发患者。早期子宫内膜癌的年轻患者也可应用高效孕激素以保留生育功能。

> **小贴士：内分泌疗法有局限性吗**
>
> 内分泌疗法并不适合所有肿瘤，只适合跟内分泌有关的肿瘤，比如乳腺癌、前列腺癌、甲状腺癌都可以通过内分泌疗法使肿瘤消退。

➤ 基因疗法

基因疗法是将人的正常基因或有治疗作用的基因通过一定方式导入人体靶细胞，以纠正基因的缺陷或发挥治疗作用。基因疗法是针对基因本身的一种治疗方法，可以全面调节机体的免疫-神经-内分泌网络，产生一系列激素和细胞因子，增强患者免疫系统功能，能有效改善和增强患者相关器官系统的生理功能。

> **小贴士：基因疗法前要做什么**
>
> 基因疗法适合多种类型的肿瘤，包括黑色素瘤、前列腺癌、非小细胞肺癌等。患者应在治疗前先做基因检测，再根据实际情况选择最佳治疗方式。

➤ 癌症治疗最大的困难：抗药性 ————→

抗药性，也称耐药性，是指癌细胞对相应药物的耐受性，即癌细胞对药物"无动于衷"。耐药性一旦产生，药物的作用就会明显下降。

◎ 抗癌药物难以控制复发

耐药性又细分为原发性耐药及继发性耐药。原发性耐药是指癌症患者最初就对药物不敏感。继发性耐药是指肿瘤一开始对药物是敏感的，随着使用时间的延长，药物对肿瘤的作用越来越差。

耐药性在日常生活中很常见，比如人们长时间吃一种抗生素，就会发现这种抗生素的效果越来越差，其实这跟药物本身没有太大关系，而是身体逐渐耐受了。同理，很多抗癌药物在一开始有很不错的效果，但对延长患者寿命却没什么突破，就是因为复发很难控制。癌细胞能"卷土重来"，正是它们逐渐对抗癌药物建立耐受。

◎ 用平常心看待耐药性

癌症刚开始治疗的时候，医生通常用的是研究数据非常充分、使用人群非常广泛、符合权威医学指南标准的治疗。这些治疗通常效果更确切、药品更容易获得，价格当然相对也更便宜。这时候的治疗不仅效果好，而且不会增加患者太多经济负担。但随着耐药性的产生，肿瘤变得更加"狡猾"，更换的药物越来越多。药物越来越贵，患者就会觉得钱花得越来越多，效果却越来越差，心理感受越来越不好。

那出现了耐药性就真的无路可走了吗？也不是。当今各大临床研究越来越多，新药层出不穷，针对耐药机制的研究越来越深入。癌症出现耐药现象很普遍，患者要建立强大的信心，相信科学家们会突破瓶颈，研究出更多更新的药物。

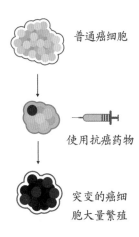

普通癌细胞

使用抗癌药物

突变的癌细胞大量繁殖

使用抗癌药物后，一开始会有较好的效果，癌细胞大量消失。但有的癌细胞会逐渐产生新的突变，从而摆脱药物抑制，大量繁殖。

面对"神奇"的抗氧化保健品，请拒绝 ———▶

近年来，"抗氧化"成为保健品市场的热门关键词之一，抗氧化保健品被广泛宣传为能够清除体内自由基，具有多种健康益处，如减缓衰老、预防癌症、预防老年痴呆、改善皮肤状态、改善睡眠等。那么抗氧化保健品真的那么神奇吗？

◎ 抗氧化保健品无法清除自由基

人体内每天都会产生自由基。自由基是活性分子，可对细胞和组织造成损伤，与衰老和疾病发展相关。它确实能破坏DNA，但破坏能力有限，产生的坏细胞也有限；而且绝大多数被破坏掉的细胞都会被人体的免疫系统自动清除，根本轮不到它们来引起衰老或者癌症。真正导致衰老和癌症的，是身体系统性的变化。

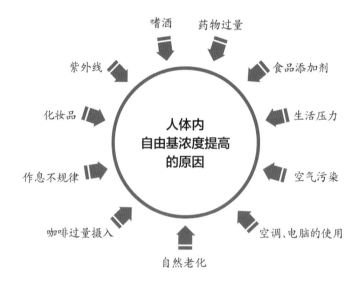

想通过额外补充抗氧化剂来清除自由基并不可靠。人体生命活动是复杂又相对稳定的。抗氧化剂听起来很好，但是多种抗氧化剂之间也要维持某种平衡才能发挥功效，况且在实验室中有效不能完全等同于在人体内也有效。最重要的是，靠外源服用抗氧化剂来清除自由基是不可能的，人体真正需要的是能直接作用于细胞内部的抗氧化剂。

◎ 抗氧化产品可能会加速肿瘤生长

抗氧化保健品在抗癌、抗衰老上的效果一直有很大争议。长期或过量使用某些抗氧化保健品可能会对身体产生负面效应。美国国家癌症研究所研究人员明确指出，吸烟的肺癌患者吃抗氧化药物，实际上会加速肿瘤的生长和复发。此外，一些研究发现，高剂量的维生素E和β-胡萝卜素与某些癌症的风险增加相关；某些抗氧化剂可能还与药物相互作用，影响疗效。

人工合成的抗氧化产品有维生素C和维生素E，还有各种类胡萝卜素，如β-胡萝卜素、番茄红素、花青素、虾青素、叶黄素等，这些抗氧化保健品需适量使用。如果身患疾病，更需要在使用前询问专业医生。

◎ 饮食补充更安全

可靠的获得抗氧化物质的方式是均衡的饮食摄入。水果、蔬菜和全谷物是天然的抗氧化剂来源，它们富含维生素、矿物质和其他有益的化合物。通过多样化的饮食，人们可以获得多种抗氧化剂，而不必依赖单一的保健品。

抗氧化保健品并非万能药物，其功效和安全性仍然存在争议。如有具体健康需求或疾病风险，应咨询医生或专业医疗机构的建议，以了解适合自身情况的最佳健康方案。

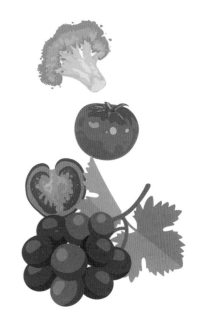

含天然抗氧化剂的食物食用起来更健康、可靠，比如蓝莓、葡萄、西红柿、西蓝花等蔬果。

化疗药物的真相是什么，到底是否有效 ——————▶

化疗是通过使用化学药物杀灭肿瘤细胞，达到治疗目的，能够有效控制肿瘤生长甚至消除肿瘤。但这种方法会对人体所有细胞产生影响，需要患者积极配合术后的恢复过程。

◎ 化疗药物是生化武器吗

第一种化疗药物诞生于20世纪40年代，由生化武器芥子气改造而来。芥子气对白细胞有强烈的抑制作用，因此医药学家脑洞大开，想要改进芥子气，用于治疗淋巴瘤和白血病，临床试验证明这是可行的。芥子气经改造后得到的"氮芥"类药物直到今天还在使用，是化疗药物的鼻祖。在它之后出现的化疗药物绝大多数经过了科学严格的临床验证。

◎ 化疗药物的副作用可控可预防

在治疗过程中，化疗药物会随着血液循环遍布全身绝大部分器官和组织。化疗药物的主要功能是杀死处于分裂周期的细胞。正常情况下，人体大部分成熟的细胞基本上处于静息状态，不会主动分裂，但是癌细胞和部分器官的细胞会一直处于持续增殖状态，因此化疗药物在杀伤肿瘤细胞的同时也会杀伤那些代谢较快、处于增殖期的正常细胞，从而产生毒副作用。

年龄较大或身体状态较差的患者，接受化疗后恢复的时间会长一些，可能需要2~3周。

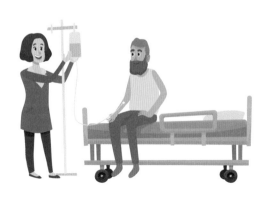

不过大家也不必过度恐慌，总体来说，人体正常细胞的恢复功能比肿瘤细胞强，因此通过多次化疗，可以使肿瘤细胞逐渐被杀伤，而正常细胞能逐渐恢复。此外，化疗的毒副作用多数可预防、可控制、可治疗。

◎ 化疗作用于全身，能杀死潜伏的癌细胞

有的患者可能会问："我已经做了手术把肿瘤切除干净，甚至还做了放疗，为什么还要进行化疗呢？"

答案是，手术和放疗都属于局部治疗，它们只对治疗部位的肿瘤有效。但是很多时候癌细胞已经发生转移，如潜在的转移病灶和已经确诊的临床转移（如淋巴结、肝、肺、骨等）。这个时候就需要使用具有全身性治疗作用的化学药物来杀死残留和转移的癌细胞，从而达到更好的"根治"状态，包括减少癌症的复发、降低癌细胞转移的可能、控制已转移癌细胞的发展等。

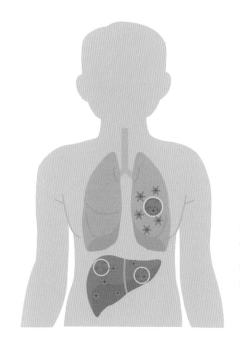

由于技术手段的限制，临床上无法检测到潜在的转移病灶。比如肺癌肝转移是比较常见的转移病灶，但也可能转移到其他潜在病灶。

现在，越来越多的肿瘤患者会在手术前进行化疗。这种术前化疗又叫新辅助化疗，可以更直观地判断癌细胞对化疗药物的敏感性。且通过术前化疗可以使病灶缩小，更方便手术切除，这让部分失去手术机会的患者有了手术的希望。

▶ 放疗是利用高能量射线杀死癌细胞 ────→

　　放疗的本质是利用高能量射线直接冲击癌细胞，破坏癌细胞的染色体，从而造成癌细胞死亡。但高能量射线的攻击是无差别的，因此正常细胞也会被破坏，这就是放疗副作用产生的原因。

◎ 癌细胞对射线更敏感

　　一方面，癌细胞分裂、增殖的速度特别快，对射线非常敏感，而正常细胞分裂、增殖的速度比癌细胞慢得多，对射线相对"反应迟钝"；另一方面，癌细胞的修复能力通常没有正常细胞强。因此高能量射线对癌细胞具有更大的打击力度，可以明显抑制肿瘤生长和扩散。癌症患者进行分期放疗，可以在杀伤癌细胞的同时给予正常细胞足够的恢复时间。

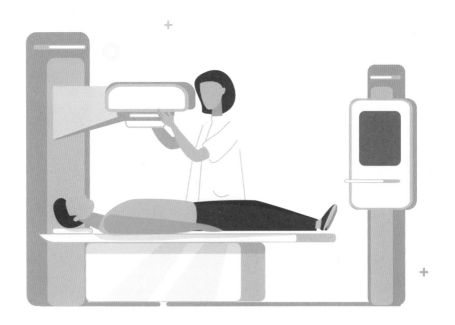

最常用的放疗方式是体外照射，即体外的机器调至特定角度，由放射源发出射线，让射线进入肿瘤组织从而杀伤肿瘤。

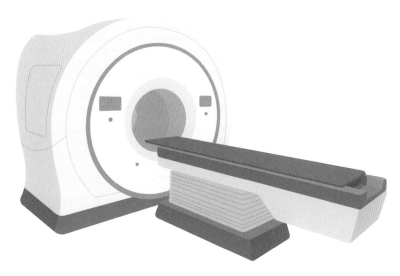

随着科学技术的不断进步，放疗设备已由早年能量较低的钴-60治疗机，发展成为高能医用直线加速器，能够更精准地灭杀肿瘤组织。

◎ 放疗效果数天后才会显现

需要注意的是，放疗不会立即杀死癌细胞，通常在放疗后数天或数周癌细胞才开始死亡，这一过程可持续数周或数月。因此患者没感觉到立竿见影的效果也不必心急。相应地，放疗的副作用也是缓慢出现的。在放疗的过程中，患者不会感觉到不适，无须紧张。

◎ 新技术击杀癌细胞更加"快、准、狠"

近些年来，放疗在定位技术、射线种类、图像引导技术等方面飞速发展，已经能做到避开肿瘤附近的正常组织、器官，在保护正常组织、器官的同时精确杀灭肿瘤组织，从而减轻患者的痛苦，提高治疗的功效。

例如，质子放疗相比传统的X射线或伽马刀，在治疗过程中不易改变方向，释放的能量少，能够在到达肿瘤组织的时候释放最大限度的能量，对正常细胞的伤害较小。这些成熟的技术标志着现代肿瘤放疗已进入"快、准、狠"的精确时代。

◉ 放疗有哪些副作用

放疗有一些常见的副作用，比如头部接受放疗会导致脱发。头颈部放疗的患者会出现味觉和嗅觉的改变、口咽疼痛、黏膜溃疡等，放疗结束后基本可以恢复。接受胃部或者腹部放疗的患者可能会出现厌食、恶心、腹痛、腹胀、腹泻等症状。

在放疗数次以后，患者可能会出现放疗照射区域皮肤发红的情况，类似于晒伤，会感觉皮肤有些干燥瘙痒，甚至会出现脱皮。副作用严重的话，患者需要暂停放疗。

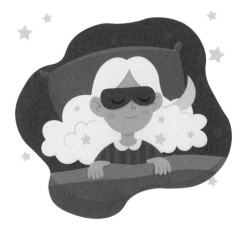

患癌会造成疲乏，放疗可能会加重这一症状，充分休息、适度活动可以帮助患者更好地度过这一阶段。

目前，在全世界的癌症治疗当中，大约70%的患者在肿瘤发展的某个阶段需要使用放疗，约有40%的癌症可以被放疗根治。对于患者来说，是否采用放疗应该按照肿瘤的规范化治疗原则，根据肿瘤的类型、发展期别以及患者的身体状况等决定。

◉ 放疗的注意事项

1.如患有高血压、糖尿病等疾病，应控制血糖、血压在正常范围内。

2.贫血和白细胞、血小板低下者，尽量提高至正常水平。

3.如有感冒、肺部感染等急性炎症，应控制炎症后开始放疗。

4.营养状态差的患者要积极补充营养。

5.放疗前一段时间内应戒烟酒。

6.保持皮肤清洁，保护好体表标记线，不要随意涂抹、更改。

7.X射线照射范围内禁贴胶布、涂膏药，不用刺激性的清洁用品。

8.X射线照射范围内皮肤禁止暴晒，建议穿宽大、柔软的棉质内衣，如照射颈胸部，上衣需低领、开襟，以减少摩擦。

9.术后需在伤口愈合后进行术区放疗。

抗癌防癌的误区

癌症当然是可以预防的。世界卫生组织提出三个"1/3观念",即1/3的癌症是可以预防的,1/3的癌症如早期发现是可以治愈的,1/3的癌症通过治疗可以减轻痛苦、延长寿命。癌症预防可以分为一级预防、二级预防、三级预防。

▶ 一级预防

要注意9个因素,即吃、吸、喝、省、懒、熬、染、情、触。

◎ "吃":一个"癌"字三个"口",吃得不健康,癌症找上门。——饮食要健康规律。

◎ "吸":香烟、厨房的油烟、室内空气污染。——少抽烟,屋内多通风。

◎ "喝":酗酒、喝不健康的饮料,比如把奶茶当水喝。——多喝白开水。

◎ "省":发霉食物、隔夜饭菜舍不得扔。——少吃剩菜,预防胃癌。

◎ "懒":懒得运动、懒得上厕所、懒得体检。——多运动,别憋尿,勤体检。

◎ "熬":熬夜就是熬命!——睡眠要充足,作息要规律。

◎ "染":小心一些传染病,比如乙肝、HPV等。——做好自身防护工作。

◎ "情":天天生气、抑郁,癌细胞就开心。——积极乐观的心态让人更健康。

◎ "触":触碰、靠近化学物品、放射源等。——远离危险物品。

▶ 二级预防

做到早发现、早诊断、早治疗,以阻止或减缓疾病的发展。做到重视身体的变化信号,定期自检。

▶ 三级预防

患上癌症,要采取多学科综合诊断和治疗去阻止病情的进一步恶化。

误区

②

患癌症与酸性体质有关

有这样一个说法："当pH降低0.1时，胰岛素的活性就下降30%，免疫细胞功能降低，神经的敏感性下降，内分泌及机体许多重要功能将发生紊乱，癌细胞更易生长扩散。"这样的说法是没有科学依据的。

在生命活动过程中，体内不可避免地会产生含酸的代谢产物和碱性产物。但人体有三个"保障"可以进行酸碱平衡：体液能平衡酸碱，肾脏可以通过尿液排掉多余的有机酸，呼吸会快速排掉很多酸性成分。因此体液酸碱度总是稳定在一定范围之内，人的体质不会是酸性的。胃液的强酸环境及小肠的强碱环境可以帮助消化、吸收，由机体控制，不因喝水和进食产生大的酸碱波动。

癌细胞有其代谢特征，如释放乳酸，可能会使癌细胞的微环境偏酸性。但这并不表示酸性环境会导致癌细胞生长，而是癌细胞生长导致了酸性环境。

误区

③

常吃碱性食物，能预防癌症发生

人得了癌症后代谢旺盛，产生的酸性物质偏多，但多吃碱性食物并不能把人的体质调成碱性，也没有预防和治疗癌症的作用。任何食物都不能引起机体酸碱平衡的失调，也不能将体内生成的酸性物质转化为碱性物质。

常吃蔬菜、水果能够预防癌症及多种慢性疾病的发生，这是由于蔬菜、水果富含维生素、矿物质、膳食纤维和植物化学物，与食物本身的酸碱度无关。因此，常吃碱性食物可以预防癌症的说法是不成立的。预防癌症的发生，需要均衡饮食、合理搭配荤素，不能片面地追求多吃碱性食物，不吃酸性食物。

在食物化学的范畴中，食物被分为酸碱两性，酸性食物包括肉类、谷物、豆类等；碱性食物包括新鲜的水果和蔬菜等。

"抗癌食物"这个词是怎么来的呢？在很多情况下，从某种食物中提取一些成分，这些成分在细胞或动物实验中展示了"抑制甚至杀死癌细胞的潜力"，这种食物就会被炒作成"抗癌食物"。可实际上，这种食物远远谈不上"有助于人体抗癌"，因为"含有抗癌活性物质"和"吃这种食物能抗癌"完全是两回事，不能画等号。

癌症发生是多因素参与的复杂过程，寄希望通过单吃某些食物抗癌是不靠谱的。人们平常吃的食物是含有多种成分的混合物，不是单一的"抗癌成分"，用于细胞实验的成分剂量往往很大，人们很难在日常饮食中吃到这个量。

与普通人相比，癌症患者更应该补充营养。而"抗癌食物"虽然不能"抗癌"，但却可以降低患癌风险。膳食平衡才是防癌的关键。

"我还能活多久？"这是数十年前肿瘤医院诊室里患者问得最多的一个问题。如今，随着癌症治疗方法的不断发展，疗效显著提高，生存期不断延长，现在的患者常会问医生："乳腺癌术后能怀孕吗？""得了宫颈癌还能生二胎吗？""前列腺癌术后会影响性功能吗？""我能术后再做乳房重建吗？"因为治疗效果不断提高，关注生活质量的问题越来越受到患者和家属的关心。

"治了也白治"的态度是不可取的。很多癌症虽然不能治愈，但通过治疗能显著延长患者生命。更重要的是，治疗让患者有机会等到更新、更好的疗法出现。很多资料证实，癌细胞即使发生了转移，患者也还有不低的概率可以再活5年。而随着新药研发，患者等待3~5年后又会迎来各种新药。所以说，"留得青山在，不怕没柴烧"。

误区 6 癌症晚期治疗没有意义

癌症到了晚期，很多患者就觉得没必要治疗了，一方面可能是因为失去手术根治的机会，另一方面可能是因为比较排斥放化疗。因为治不好，所以选择放弃，这种想法是错误的。晚期癌症确实很难治愈，但是否治疗对于患者生存期的影响差别很大。晚期癌症的治疗目的不再是清除体内癌细胞以治愈癌症，而是控制肿瘤生长，争取让患者长时间带瘤生存，有较好的生存质量，这就叫"姑息性治疗"。

目前，很多癌症即使到了晚期也可以采用各种方法加以控制，即使无法治愈也不会迅速恶化，患者可以长期带瘤生存，能够有尊严地活着。因此，癌症晚期患者一定要树立与癌症斗争的坚定信念，以积极乐观的心态配合医务人员的治疗。

误区 7 迷信偏方，放弃常规治疗

很多癌症患者去了三甲医院，找到了靠谱的医生，但由于病情不好控制，难以康复，加上强烈的求生欲望，于是到处寻找治疗方案，为偏方的出现制造了机会。还有不少患者"因病致贫""因病返贫"，无奈之下放弃常规治疗，转而投向经济代价看起来并不大的偏方。抛开疗效不谈，偏方是否真的"经济代价不大"也是值得商榷的。

一些偏方完全没有道理可言，盲目用药，在没有疗效的同时甚至有很大的副作用，反而耽误病情。医学讲究"因人而异"，用在别人身上确实有效的方子，用在自己身上可能会有不同的反应。"专业的事情交给专业的人"，患者和家属在治疗癌症的过程中，应时刻保持清醒，不论偏方的求证结果如何，都不应放弃常规治疗，更不要拿自己的身体做实验。

打一个简单的比方：一根木头上长了蘑菇，如果想让木头不长蘑菇，正确的做法是什么？摘掉蘑菇看似简单有效，但很快木头上又长出更多蘑菇，永远摘不完。现代医学治疗癌症就是在玩不断摘蘑菇的游戏。

手术切除肿瘤，只是把肉眼可见的、已经形成包块的癌细胞群切除掉，大概率会有癌细胞残存在患者体内。所以手术治疗需要放化疗的辅助，尽量消灭体内残存的癌细胞。但放化疗也不能完全消灭癌细胞。因为癌细胞有很强的伪装能力和休眠能力，可以通过伪装潜伏在患者体内，过一段时间再发作。

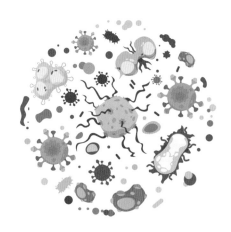

一些癌细胞直径只有10微米，在显微镜下才可能看清楚。
通过CT、磁共振之类的检查无法发现这些"漏网之鱼"。

即便是早期癌症，在手术切除后癌细胞依然有可能再次出现。医生一般会在术后使用辅助治疗等手段进行巩固，防止肿瘤卷土重来。有的患者觉得自己身上的肿瘤已经切除，就拒绝配合医生进行巩固性治疗，最终导致癌症复发、转移。还有的患者没有远离过往的致癌因素，依旧保持不良的生活习惯等，最终引起癌症复发或转移。因此，术后患者依然要规避致癌因素，不给残留在体内的癌细胞以可乘之机。

关于肿瘤的营养治疗，相关机构下了不少功夫。2017年，国家卫计委（现为国家卫健委）发布《恶性肿瘤患者膳食指导》。该指导规定了成人恶性肿瘤患者的膳食指导原则、能量和营养素推荐摄入量、食物选择等。此外，中华医学会肠外肠内营养学分会推出了《肿瘤患者营养支持指南》，针对肿瘤临床营养实践中常见的13个问题，给出了33条推荐意见，并进行了系统论述，目的是为肿瘤患者提供合理、有效的营养支持，改善患者的结局及生活质量。

饮食情况和营养状况的好坏，直接关系到治疗效果、生存率以及康复情况。在癌症治疗期间，饮食已经不单单是平日的一日三餐果腹之需，满足味觉的欢愉，更是治疗的一部分。患者要对营养高度重视，把饮食和保障营养状态放到战略高度。

"得癌症的时候吃得越营养，营养就会被癌细胞吸收得越多，肿瘤就会越长越大！"这样的说法在癌症患者群体中有一定程度的传播。更有甚者，有患者采取极端方式"饿死"癌细胞，比如坚信吃肉是促使癌细胞生长的"万恶之源"，完全吃素。

目前，没有研究证明营养充足会促进肿瘤生长、复发和转移，反而是缺乏营养会对患者健康非常不利。饥饿时，正常细胞没有营养来源，而癌细胞会逐渐消耗机体储备的营养，导致患者体重下降、营养不良。如果患者继续挨饿的话，那么本来用来攻击癌细胞的能量就会被癌细胞"抢"去，反过来对付人体里的"卫士细胞"，最终导致人体无法正常活动、不再抵抗癌细胞的攻击。

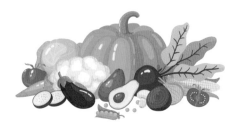

主食的主要成分为碳水化合物，具有重要的功能——为机体提供生理活动和日常活动所需要的能量。有些患者可能会想："我也懂主食对人的健康很重要，但如果不吃主食就能抗癌，我宁愿在主食上做出牺牲。"然而事实是：不吃或少吃主食并不会减少人体对癌细胞的供能。

癌细胞是不懂"生老病死"的细胞，能不断繁殖，比正常细胞更易获得生存所需的能量，即使没有碳水化合物供能，依然能够消耗人体的储备能量。而患者停止进食主食时，容易出现反应迟钝、注意力不集中、头晕、心悸、出冷汗、晕厥等症状。癌症患者本就容易疲劳，再不吃主食，免疫力降低，身体更容易受到损害。因此不吃或少吃主食其实是给癌细胞提供顺利繁殖的机会。

很多患者和家属认为，患癌后体质严重受损，非常虚弱，经历了手术、放化疗后，更需要大补，于是想尽一切办法买各式各样的补品。似乎补品一吃进去，体内就充满了白细胞。还有很多人喜欢用蛋白粉、燕窝、人参制品、蜂胶、阿胶、灵芝、虫草、海参等来补身体。

有一位老患者，20年前被诊断患上浆液性卵巢癌，反复接受化疗。经销售人士推荐，这位患者购买了某著名品牌的"蛋白粉"和所谓的"补钙剂"。她吃了几万元补品，几年后常感腹痛，于是做了CT，发现整个腹部有十几个不同大小的钙化灶，已引起肠内多处不完全梗阻。她以为花了大量金钱买了补品吃就有利于身体康复，结果适得其反，后悔莫及。

癌症患者在经历抗癌治疗后，身体机能的调整或恢复需要一定的时间，营养补充是必要的。但不能盲目地补，要根据医嘱，以平衡膳食为基础来制订营养补充计划。

误区

13

可以放弃正规治疗，尝试广告宣传的新疗法和新药

人们经常能看到"某某中医世家多年潜心研究，最终创造了某某疗法""某某教授在国外学习深造，带回了国际最新疗法""新药优惠政策仅限最后10个名额"等吸引人的广告语。癌症患者如果听到，很可能将其作为救命稻草，最终耽误正规治疗的时机。

正规肿瘤医院的门诊医生都接受过多年专业医学教育并获得相应资格证书，而外科主刀医生更是接诊过成百上千位患者。医学讲究"循证"，医生给患者制订的方案来源于诸多权威指南，且都经过临床验证。所谓"正规医院的正规治疗方案"，就是经过千锤百炼得到的有确切疗效的治疗方案。

新疗法和新药如果在大型正规医院进行过临床试验，那就是靠谱的方案。那些广告宣传的新疗法和新药呢？从现实情况来看，很少会有正规、大型的临床试验通过媒体投放广告的形式进行宣传，新疗法和新药也是如此。因此，患者遇到新疗法和新药时应当多留个心眼，仔细询问专业医生，将自己了解到的信息进行反复比对，求证其真实性，再决定是否采用。

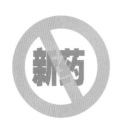

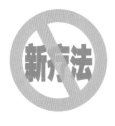

医学研究生小王分享了发生在他妈妈身上的惨痛经历。

2015年，小王的妈妈查出结肠癌晚期，经过某大型三甲医院的诊断，无法手术，建议做6次化疗。化疗反应很大，他妈妈实在难以接受，于是听信电台宣传的新型疗法，说什么都不愿意继续化疗。

2017年，小王的妈妈因为骨转移被医生再次建议接受化疗，然而她又一次选择听信所谓的新型疗法，无论小王怎么劝，她都执迷不悟，结果肿瘤爆发式地长到了20厘米。她决定接受正规治疗，但因为身体抵抗力太差，发生了急性感染，最终没能抗过去。

糖（这里指食用糖）是常见的调味品，是糖类（也叫碳水化合物）的重要组成部分。人们吃了含糖的食物，会有愉快的感觉。近些年来，有文章说糖会加速癌细胞的生长，引起癌症复发和转移。一时间，糖仿佛成了损害人类健康的万恶之首，以致癌症患者"谈糖色变"。

癌细胞的生长、繁殖和扩散需要糖类提供能量，还需要其他物质提供营养，比如蛋白质和脂肪。不吃糖，癌细胞就不生长了吗？目前没有任何研究明确表明，遵循"无糖"饮食可以降低患癌症的风险，延长癌症患者的生存期。

人体正常细胞也需要糖类提供能量，但是糖不能多吃。中国营养学会推荐，每人每天糖的摄入量不超过50克，最好控制在25克以下。不管是肿瘤患者还是健康人士，都建议以低糖饮食为主。

◎ 误区 **14** 癌症患者不能吃糖

很多乳腺癌患者都会有这样的疑惑：患了乳腺癌，还能吃豆制品吗？豆制品会不会"致癌""促癌"呢？

豆制品含有一种植物雌激素——大豆异黄酮。它的生物活性和人体内的雌激素类似，有人便以为二者一样，实际上二者对人体的作用机制是不同的。当身体缺少雌激素的时候，大豆异黄酮具有类似雌激素的作用，可以作为补充。所以需要明确的是：植物雌激素不等于人体雌激素。对于正常女性来说，适度食用豆制品不会导致体内雌激素水平过高，更不会导致乳腺癌。对于乳腺癌患者来说，食用豆制品是安全的。

◎ 误区 **15** 乳腺癌患者不能吃豆制品

推荐成人每日食用15~25克大豆，如果换算成常吃的豆制品，相当于40~70克北豆腐或400毫升豆浆。

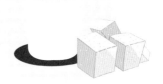

传统观念认为多喝汤能补充营养，觉得汤里面都是精华。患者家属可能会经常煲各种汤，如乌鸡汤、牛尾汤、海参汤、猪蹄汤等，为患者补充营养。那汤真的有营养吗？

众所周知，肉类富含蛋白质，是日常膳食中蛋白质的理想来源。但肉类所含蛋白质只有很少一部分可以溶解于水中，一锅汤炖了一两个小时，绝大部分蛋白质还存在于肉中。因此，汤的营养价值不及食材本身，并不能满足人体的日常营养需要。

患者"只喝汤不吃肉"，容易导致蛋白质摄入不足，使得人体功能减退。同时，患者大量喝汤还会影响其他食物的摄入，导致热量摄入不足。所以，无论是治疗期间还是预后恢复，汤都不宜多喝，最好汤和肉一起吃。

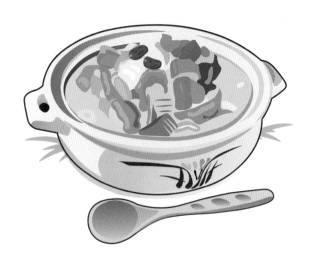

刚接受过胃肠道手术的患者，如果担心吃肉不消化，可以在医生的指导下，连汤带肉放进破壁机里制成匀浆后食用。

抛开癌症不谈，健康人群过量饮酒对身体也有负面影响。酒精（即乙醇）是明确的致癌因素，与酒的种类没有关系。饮酒量越大，患癌的风险越高。因此，轻度、中度、重度饮酒，都会增加患癌风险。

酒的主要成分是酒精。酒精在人体内主要的代谢产物为乙醛，会破坏正常细胞的DNA。因此酒精是明确的致癌物。

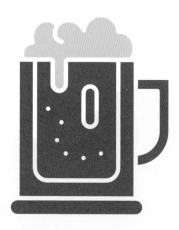

对于癌症患者来说，饮酒当然负面影响更大。正在接受治疗的癌症患者大量饮酒可能会增加手术风险，延长康复时间。比如结直肠手术后，过量饮酒的患者更有可能发生吻合口并发症；口腔癌患者在放疗期间饮酒，下颌骨放射性骨坏死的风险可能会提高。

同时，酒精还可能降低药物的治疗效果，增加癌症部位出现新发癌症的风险。在癌症治疗过程中，很多药物通过肝脏代谢，肝脏负担比较重。此时若再饮酒，酒精同样通过肝脏代谢，不仅会增加肝脏的负担，还会导致药物蓄积，引起更多的副作用。想与酒"共舞"的癌症患者应该保持清醒的头脑，与能带来一时欢乐的酒相比，健康的生命更为重要。

所谓"发物"是中国民间的一种说法，翻遍典籍也找不到统一的定义。"发物"其实是忌口的代名词，指能引起旧疾复发或新疾加重的食物。公认的"发物"有虾、蟹、鹅肉、鸡肉、牛肉、无鳞鱼以及一些刺激性食物。"发物"与肿瘤的关系还有待考证，"发物"能否引起肿瘤复发还缺乏足够的证据，至少目前未见明确因食用"发物"而导致肿瘤复发的病例。实际上，肉类、鱼虾、蛋奶等富含优质蛋白的食物反而是癌症患者非常需要的补充能量和营养的食物。

癌症患者及家属应听取专业医生的建议，为身体提供适合的营养，为癌症治疗和身体康复帮忙，而不是"帮倒忙"。

很多癌症患者会选择静养，天天卧床休息，不运动，这其实是不利于恢复健康的。生命在于运动，动则不衰。

在开始运动前，患者应咨询医生，全面了解自己的身体情况，和医生一起制订运动方案，根据身体情况选择适合的运动项目，并谨记适度运动。

术后患者可根据实际情况离床活动，此时需要家属协助和监护。如果手术创伤较大，可以在医生的指导下做些力所能及的肢体运动，比如翻身，这有利于胃肠功能的恢复。

康复期患者可以根据身体情况制订合适的有氧运动计划，比如慢跑、打羽毛球、游泳、打太极拳等。如果身体比较虚弱、体力不佳，可以每天适当散散步。

科学适度的运动可以有效促进患者康复。在运动过程中，患者要善于自我观察，防止出现不良反应，并定期复查身体，以便调整运动方法及强度。

这里要强调的是，"癌症患者不能正常回归社会"这个观点是错误的。

癌症治疗是一个复杂、漫长、艰辛的过程。可以想象，癌症患者在得知自己患病时的悲伤、恐惧。即使治疗结束，他们仍对自己的未来生活充满不安、疑惑和不解。确切地说，他们不知道自己还能做什么，会有很多疑问，比如："我还可以工作吗？""可以生孩子吗？""可以旅游吗？""可以健身吗？"

为什么癌症患者会有这些担忧呢？最主要的原因是他们不知道之前的生活哪里出了问题导致患癌，害怕以后做得不好导致癌症复发。患癌后，患者的内心会变得更加脆弱、敏感，害怕别人用异样的眼光看自己，害怕任何"风吹草动"。而经过一系列抗肿瘤治疗后患者会变得虚弱，于是部分患者觉得身体不能完全恢复正常，怀疑自己胜任不了之前的工作，甚至有患者觉得自己生活不能自理。

那癌症患者怎样才能回归社会呢？第一，要摆脱"癌症患者"这个帽子，减轻心理负担，不要在意别人的眼光，要保持良好的心态。第二，要在身体状态接受的情况下参加工作、学习，培养兴趣爱好，让生活充实起来，这样更有助于身体恢复。第三，要遵循医嘱，改掉之前的不良习惯，如抽烟、喝酒、熬夜、不健康饮食等，并适当运动。

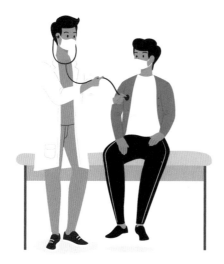

癌症患者回归生活后仍要定期复查。回归生活与定期复查并不冲突，定期复查的目的是更好地监测自己的身体状态，及时发现复发转移的可能，以便尽早地给予干预治疗，这是为长期回归生活提供更好的保障。

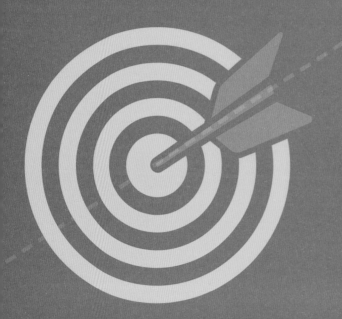

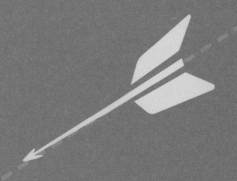

第二章

选对食物,养成良好的抗癌饮食习惯

俗话说:"善养者,养精气神;不善养者,养皮毛。"要想保持身体的健康状态,首先要吃得好、吃得对。因为人体所需的营养素大多数是通过食物获得,所以食物的选择和摄入要满足适宜数量、科学搭配与合理烹饪三大原则。这样才能保证食物摄入质优量足且满足身体所需。

癌症"青睐"能量摄入超标人群 ➤

能量是人们进行生命活动时必需的物质，合理的能量供应与消耗是维持身体能量平衡的重要方式，也是保证身体健康状态的基础。能量平衡即摄入能量与消耗能量一致，一旦失衡会给身体带来健康风险。

◎ 这些癌症与肥胖关系密切

一段时间内能量摄入超过能量消耗时，人的体形会向超重进展，不干预则会发展为肥胖。结肠癌、食管癌、胰腺癌、肾癌、子宫内膜癌以及绝经期后的乳腺癌与肥胖的关系显示出很明显的正相关性。

◎ 一个人每天需要多少能量

每个人的年龄、性别、身高、体重和日常活动量不同，一天需要摄入的能量各有不同。维持人体正常功能和健康状态的能量摄入主要用于三个方面的消耗。癌症患者需要根据自身的代谢状况、疾病发生部位、疾病期别及治疗手段，对每天摄入的能量进行调整。

➤ 产热消耗

指身体在消化食物的过程中所消耗的热量，脂肪、碳水化合物、蛋白质的产热消耗，分别为其本身所产生能量的0%~5%、5%~10%和20%~30%。

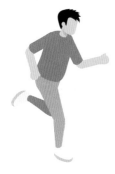

➤ 日常活动

如果每天几乎不运动则用基础代谢数值（计算方式见第47页）乘系数1.2，运动量较少则乘系数1.375，运动量中等则乘系数1.55，运动量较多则乘系数1.725，从事重体力劳动或长时间剧烈运动则乘系数1.9。

➤ 基础代谢

男性和女性的基础代谢不同，消耗的热量也不同，计算公式如下：

男性（千卡/天）=66 + 13.7 × 体重（千克）+ 5 × 身高（厘米）- 6.8 × 年龄；

女性（千卡/天）=661 + 9.6 × 体重（千克）+ 1.72 × 身高（厘米）- 4.7 × 年龄。

> **小贴士：判断体形的黄金标准是身体质量指数**
>
> 身体质量指数（BMI）= 体重（千克）÷ [身高（米）]^2。
>
> BMI <18.5 为消瘦，18.5 ≤ BMI < 24 为正常，24 ≤ BMI < 28 为超重，BMI ≥ 28 为肥胖。

◉ 能量过剩或不足都不行

如果摄入能量过剩，那么未利用的能量以脂肪的形式贮存在身体内，长久积累会造成身体肥胖，同时成为心血管疾病、糖尿病以及某些癌症的危险因素。如果摄入的能量不足，人体长期处于饥饿状态，则会出现基础代谢降低、体重下降以及自动减少身体活动等情况，其结果是引起营养不良，导致形体消瘦、免疫水平低下、疾病状态恶化等。

◉ 多数癌症患者处于高代谢状态

研究显示，不同癌症患者的能量代谢并不相同，一半以上的人处于高代谢状态（即基础代谢比普通人高，消耗也相应增高），及时提供足够的营养支持可以抵消身体高代谢带来的体重和肌肉损失。所以，从能量平衡的角度来看，当处于高代谢状态时，患者摄入的能量应增加。因此，不能通过节食的方式来"治疗"癌症。

> **小贴士：什么是高代谢状态**
>
> 营养不良的肿瘤患者常常处于高静息能量消耗和高分解代谢状态，也就是高代谢状态。静息能量消耗是指机体禁食2小时以上，在合适温度下平卧休息30分钟后的能量消耗，主要用于维持身体细胞和器官的正常功能。

➤ 主食吃得太"精致"并不好 —————————→

人们通过主食摄入的主要营养成分是碳水化合物，也就是"糖类"。从消化吸收的角度来说，越简单的糖越容易消化和吸收。那么，选择什么类型的碳水化合物更符合营养需求呢？

◉ 主食遵循"粗细粮搭配"原则

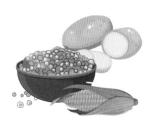

复合碳水化合物可以增加饱腹感，延长消化时间，更符合人体的营养需求。

《中国居民膳食指南（2022）》中的第一条平衡膳食准则"食物多样，合理搭配"，推荐"每天摄入谷类食物200~300克，其中包含全谷物和杂豆类50~150克；薯类50~100克"。以淀粉和膳食纤维为代表的复合碳水化合物，既能提供能量，又能缓解血糖的升高反应。对于癌症高风险家庭来说，糙米饭、绿豆饭、八宝粥等都是粗细搭配、丰富食物多样性的好选择。

◉ 全谷物自带"抗炎成分"

谷类食物，包含大米、小麦、玉米、小米、高粱、荞麦、燕麦等。全谷物指保留谷物的谷皮、糊粉层、胚乳和胚芽的完整谷物。全谷物含有丰富的抗氧化及抗炎成分，多吃这些"粗糙"的全谷物主食，能够降低胆固醇、控制血糖、抗氧化、预防动脉粥样硬化以及有助于免疫调节等。糙米、裸燕麦、荞麦、高粱米都是全谷物的代表。

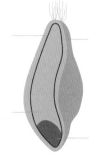

糊粉层
蛋白质、不饱和脂肪酸、B族维生素、微量元素

谷皮
膳食纤维、B族维生素、微量元素

胚乳
碳水化合物、蛋白质

胚芽
B族维生素、维生素E、不饱和脂肪酸、活性多糖

全谷物的谷皮、糊粉层、胚乳、胚芽等含有丰富的营养元素，有助于降低人体的炎症发生率。

◎ 杂豆淀粉含量高，薯类富含蛋白质

杂豆指谷类、薯类和大豆以外的含有较多淀粉的粮豆作物，可与其他谷类混合食用，主要有芸豆、绿豆、红豆、蚕豆、豌豆、黑豆等。杂豆与大豆的营养成分不同，杂豆含有50%以上的淀粉和少量脂肪；而大豆含有35%~40%的蛋白质和15%~20%的脂肪。

薯类一般指根茎类作物，主要包括甘薯（红薯、山芋）、土豆（马铃薯）、木薯、芋头、山药等。

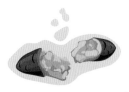

薯类食物富含蛋白质和膳食纤维，且具有高饱腹感。

◎ 粗粮怎么做更可口

科学合理且营养均衡的膳食模式应坚持谷类为主，保证全谷物及杂豆的适量摄入，这样才有利于降低超重或肥胖、2型糖尿病、心血管疾病、结直肠癌等疾病的发生风险。《中国居民膳食指南（2022）》中对全谷物、杂豆和薯类的搭配提出了建议，具体总结为以下两点。

- ◎ **全谷物、杂豆每天吃一次**：白米中可放入一把全谷物或红豆、绿豆来烹制米饭；杂豆如芸豆、花豆等，煮软后适当调味可制成美味凉菜。
- ◎ **薯类巧应用**：土豆和红薯可直接作为主食食用，也可以切块放入大米中，烹煮后同食。市场上有土豆或红薯馒头、面条等可供选购。

◎ 处于肿瘤高代谢状态要适当多吃主食

碳水化合物的摄入量应占一天摄入总能量的50%~65%。健康人以50%~60%为宜，患有糖尿病的人要限制在50%~55%，患有肾病综合征的人要适当增加，以60%~65%为宜。如果是处于肿瘤高代谢状态，则要在提高能量摄入的前提下，适当增加碳水化合物的比例，以适应机体的能量所需。

小贴士：大米、面粉是否越白越好

大米和面粉经过加工才会变白。但是过度加工会改变米面的营养结构，长期食用精白米面对健康不利，所以大米、面粉不是越白越好，提倡适量吃全谷物。

➤ 高脂饮食会给癌细胞"打掩护" ——————➤

研究发现，高脂饮食会破坏肠道微生物、肠道细胞和免疫系统相互作用的关系，"掩护"异常细胞以躲避免疫识别，导致免疫细胞对癌细胞"视而不见"，从而为肿瘤的生长提供"温床"。

◎ 高脂饮食与乳腺癌、肠癌密切相关

不同国家和地区的研究者都认为，高脂饮食与癌症，特别是与乳腺癌、肠癌存在因果关系。乳腺的功能受雌激素影响，摄入过多的脂肪会促进人体分泌较多的雌激素，从而导致乳腺癌的发生。再比如肠癌，人体为了消化过多的脂肪，不得不分泌更多的胆汁酸，而高脂饮食又会引起肠道菌群失调，肠道中的胆汁酸代谢会发生改变，这些都会升高患肠癌的风险。

流行病学调查证明：高脂饮食地区，如北美、西欧，结肠癌的发病率较高；在饮食中脂肪较少的亚洲和非洲，结肠癌的发病率明显较低。

◎ 有两类不饱和脂肪酸对人体有益

亚油酸

亚麻酸

那么，是不是所有脂肪都是"健康杀手"呢？事实上，好坏不在于脂肪，而在于是否吃对脂肪。脂肪占人体体重的10%~20%，是构成人体细胞的重要成分，在维持体温、保护脏器方面起到重要的作用，参与机体代谢、免疫、生长发育等重要过程。脂肪中的多不饱和脂肪酸有两类是人体必需的脂肪酸，分别是亚油酸和亚麻酸。

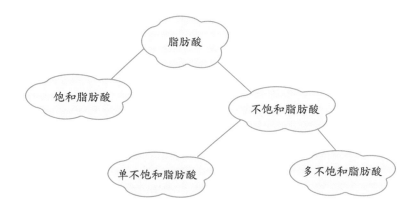

脂肪因其饱和程度可分为饱和脂肪酸、单不饱和脂肪酸、多不饱和脂肪酸。多不饱和脂肪酸分为 $\omega-3$ 和 $\omega-6$ 系列，$\omega-6$ 系列中的亚油酸和 $\omega-3$ 系列中的 $\alpha-$ 亚麻酸是人体必需的两种脂肪酸。

◎ 勤换烹调油种类，尽量买小包装

日常饮食中，人们要减少动物脂肪和植物脂肪的摄入量。在烹调用油上，每人每天摄入量不超过30克，建议做菜时交替使用不同种类的油，可以一次买多种小包装的油，如花生油、玉米油、橄榄油，用完后再调换其他种类，比如葵花籽油、大豆油、山茶油。这样不仅能够均衡地摄入脂肪酸，还能减少高脂油类的摄入。此外，人们还可以增加鱼及鱼油的摄入比例，维持血清胆固醇的正常水平，有利于预防心血管疾病、乳腺癌、肠癌等。

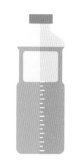

坚持用有刻度的油壶，养成低油饮食习惯。

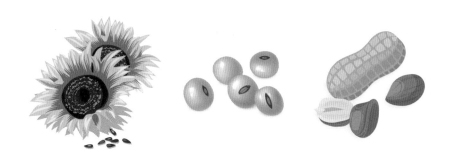

➤ 优质蛋白有利于增强免疫力 ————————————➤

蛋白质是一切生命的物质基础，广泛存在于动植物食物中，是机体细胞、组织和器官的重要组成成分。人体细胞中的固体成分约70%是蛋白质，可以说没有蛋白质就没有生命。蛋白质摄入不足会阻碍人体正常生理功能的运行，导致相关疾病的发生。那么蛋白质摄入是不是多多益善呢？

◉ 不合理摄入蛋白质会增加患病风险

蛋白质，尤其是动物蛋白摄入过多，对人体是有害的。首先，过多动物蛋白的摄入必定伴随着摄入较多的动物脂肪和胆固醇，会造成骨骼中钙的流失，易产生骨质疏松。其次，人体在一般情况下不储存蛋白质，摄入过多的蛋白质意味着人体分解蛋白质的过程更长，这一过程需要大量水分，会加重肾脏的负担。最后，摄入过多的红肉类食物，可能会增加患癌风险，尤其是结肠癌、乳腺癌、肾癌、胰腺癌和前列腺癌。

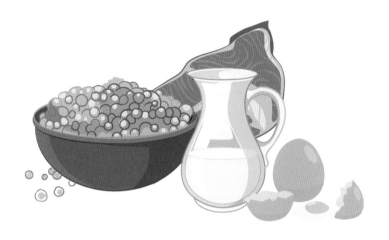

补充蛋白质的时候，要注意动物蛋白和植物蛋白的互补，将鸡蛋、牛奶、红白肉类和大豆等食材均衡搭配，能够摄入更丰富全面的营养。

◎ 癌症患者蛋白质需求高于普通人

国内外大量的临床研究发现，提高饮食中的蛋白质比例会明显帮助癌症患者增强体能，提高对放化疗的耐受力，促进术后伤口的愈合，延长生存时间。同时，高蛋白饮食对癌症患者的术后恢复有益，可以帮助患者显著改善自身的免疫状况，降低感染性并发症的风险。因此，癌症患者的蛋白质需求高于普通人，在饮食上需要增加蛋白质摄入量。

◎ 荤素搭配，首选豆类和白肉

肉、蛋、奶、鱼、大豆等都是优质蛋白的食物来源。动物蛋白质量好，利用率高，但同时含有饱和脂肪酸和胆固醇；植物蛋白虽然利用率低，但营养价值不可忽视，如大豆可提供丰富的优质蛋白，对人体健康的益处越来越被认可。中国营养学会推荐成年女性每天摄入55克蛋白质，男性为65克。

纯素饮食不利于癌症患者的治疗和预后，荤素搭配才是最佳选择。在饮食上，建议增加植物蛋白的摄入，尤其是豆类；对动物蛋白的摄入，建议提高白肉比例，减少红肉摄入量。

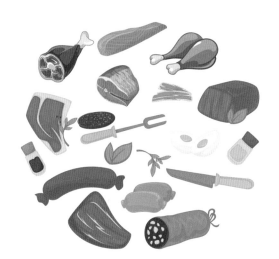

有些人认为鱼、蛋、鸡、鸭、鹅等是"发物"，吃了会加快肿瘤的生长。实际上，这些食物都富含优质蛋白，是癌症患者的重要营养来源。

➤ 矿物元素，含量少作用大 ──────────────────→

碳水化合物、脂肪和蛋白质，因可以提供能量且人体需要量大被称为宏量营养素。有宏量营养素就有微量营养素，微量营养素与宏量营养素的最大区别是不提供能量，其中一类就是矿物质。而矿物质根据人体的需要量也有常量和微量之分。

在人体内的含量占体重0.01%以上的元素是常量元素，包括钙、磷、钠、钾、硫、氯、镁7种；在人体内的含量占体重0.01%以下的元素是微量元素，包括铁、铜、锰、锌、钴、钼、铬、镍、钒、氟、硒、碘、硅、锡等。

7 种常量元素的主要生理功能

元素名称	生理功能	主要食物来源
钙	参与凝血、肌肉收缩活动，是构成骨骼和牙齿的重要成分	牛奶、酸奶、奶粉、奶酪、大豆、豆制品、海带、菠菜等
磷	构成骨骼、牙齿、磷脂、DNA、RNA和酶的重要成分，参与调节酸碱平衡	瘦肉类、鱼虾类、奶类、坚果类、谷类及其制品等
钠	参与调节人体血压及水分代谢活动等，有助于维持血压稳定、电解质和酸碱平衡	食盐、大苏打、小苏打、味精、酱油等各种调味料
钾	维持人体细胞新陈代谢，调节渗透压以平衡酸碱，保持神经的应激性和心肌的正常功能	土豆、豆类及豆制品；菌类，如香菇、平菇、木耳等；水果类，如香蕉、橙子、葡萄等
镁	参与人体骨骼代谢，调节体内激素和能量代谢，调节胃肠道环境，维持神经应激性和肌肉收缩功能	紫菜、绿叶蔬菜、全谷物、坚果、香菇等
硫	人体内的含硫化合物包括含硫氨基酸、硫蛋白等，主要贮存于肝脏，有维护大脑功能、胃肠功能等作用	大蒜、洋葱、韭菜、花菜、卷心菜、紫甘蓝等
氯	帮助人体调节渗透压、酸碱平衡、电解质平衡，促使胃液分泌，有效帮助人体肠道蠕动和消化	在自然界并无独立的氯元素存在，而氯的化合物却广泛分布，食物中的氯主要来源于食盐

◉ 硒：微量元素中的“防癌之王”

　　硒元素不仅可以影响化学性致癌物质的代谢、降低癌细胞的生长增殖，还可以促进机体发挥免疫防御机能，对抗肿瘤的入侵。中国医学科学院与美国国立癌症研究所曾在江苏启东市和河南林县进行连续4年的硒元素试验，后又经过6年的观察发现：补硒居民肝癌和食管癌的发病率比不补硒居民下降50%。因此，提倡人们补硒对防癌、抗癌有一定的意义。

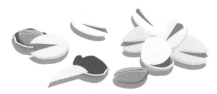

人体对硒的每日需求量为50微克左右，蛋类、坚果类、动物内脏、水产品等含有丰富的硒元素，建议合理搭配后食用。

◉ 钾：防止细胞不正常繁殖

　　癌细胞能无限制地生长，可能和缺乏钾有直接关系。人们在日常膳食中除了要减少钠的摄入，还要多食用一些含有钾元素的食物，尽量少吃高盐食品，这样能够降低患癌症的概率。

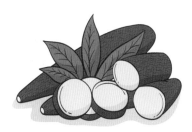

土豆、菌类、海带、山药、菠菜等都是常见的富含钾元素的食物。

◎ 锌：饮食补锌可控制食管癌

锌是人体必需的微量元素之一，是人体许多重要酶的组成成分，有预防自由基损害、维持正常免疫功能的作用。近年来的研究表明，锌很可能成为控制和治疗肿瘤的重要元素。饮食中的锌元素和食管癌的关系非常密切。究其原因，是缺锌会引起食管上皮角化，可能会提高亚硝胺致癌的发生率，所以在日常饮食中要适当补充锌元素。

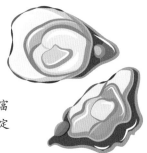

牡蛎营养丰富，味道鲜美，富含锌元素与硒元素，有一定的防癌抗癌效果。

◎ 碘：活化多种酶，预防甲状腺癌

碘是甲状腺素的重要组成成分，能够活化100多种酶，对甲状腺的生理功能有重要作用。缺碘容易导致甲状腺肥大。碘元素与甲状腺癌的发病有密切关系。

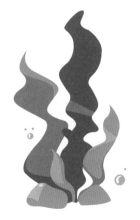

适当吃海带、紫菜等海藻类食物不仅可以补碘，还有助于预防甲状腺癌、乳腺癌等的发生。

多种维生素有利于防癌抗癌

维生素，顾名思义是维持生命的营养素。维生素的种类很多，化学结构各不相同，一般存在于天然食物中，在维护机体健康以及防治疾病方面效果显著。大多数维生素不能在体内合成，也不能大量储存于机体组织中，因此人们必须从食物中获取。

◎ 维生素A：能预防源于上皮组织的癌症

脂溶性维生素是不溶于水而溶于脂肪的一类维生素，包括维生素A、维生素D、维生素E、维生素K等，在食物中多与脂质共存，大多稳定性较强。

研究证实，维生素A有助于抑制癌症，能预防源于上皮组织的癌症，如皮肤癌、食管癌、胃癌、肺癌、结肠癌、直肠癌、膀胱癌等。

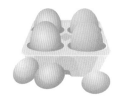

补充维生素A较好的食物来源是各种动物肝脏以及禽蛋等。

◎ 维生素D：有明确的抗肿瘤作用

维生素D与人体的骨骼健康息息相关，主要功能为调控钙及骨代谢。不仅如此，身体中的大多数组织及细胞其实都存在维生素D受体，它在降低肿瘤等慢性病发病率方面可能产生作用。最新的医学研究指出，乳腺癌、结肠癌发病和维生素D的缺乏相关。

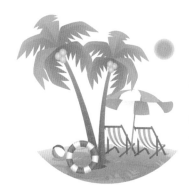

人体补充维生素D有两种方式，一种是通过日光照晒皮肤，另一种是通过海鱼、肝、蛋黄等动物性食物及鱼肝油制剂食用获取。

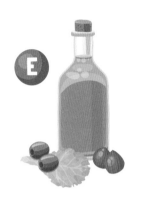

人体不能合成维生素E，必须由膳食供给，主要来源有植物油（如大豆油、玉米油、芝麻油）以及干果类。

◎ 维生素E：能抑制癌细胞增殖

维生素E又名生育酚，具有抗氧化、抗炎、抗癌、预防衰老等多种生物活性。生育三烯酚是维生素E家族的一个成员，目前有关维生素E与癌症关系的研究已经证实，生育三烯酚具有抗肿瘤效应，可以抑制多种癌细胞的增殖并诱导其凋亡，包括乳腺癌细胞、结肠癌细胞、肺癌细胞、胃癌细胞、皮肤癌细胞、胰腺癌细胞和前列腺癌细胞等。

◎ 维生素K：针对骨髓异常和白血病有效果

维生素K对细胞具有抗增殖、促凋亡和促分化的特性，因而具有一定的抗肿瘤效应。因为维生素K是与血液具有密切关系的一种维生素，所以它的抗肿瘤效应多集中在骨髓异常和白血病方面。人体内维生素K的来源主要有两类，其一是由肠道细菌合成，占总量的50%~60%；其二来源于食物，绿叶蔬菜含量最高，奶、肉类含量也较高，水果和谷类含量较低。

◎ 维生素C：藏在蔬果中的"防癌卫士"

维生素C又名抗坏血酸，是一种水溶性维生素。作为人体必需营养素，维生素C具有多种生理作用，如抗氧化、清除自由基、改善铁和叶酸代谢等。学者围绕维生素C在防治癌症方面开展了许多动物实验及流行病学研究，发现维生素C可以抑制癌细胞增殖，目前已证实维生素C可以改善癌症患者的生存质量并延长其寿命。

维生素C通常存在于植物性食物中，主要来源于新鲜蔬果，一般叶菜类含量高于根茎类，酸味水果比无酸味水果含量多。维生素C含量较丰富的蔬菜有青椒、西红柿、紫甘蓝、白菜、油菜、卷心菜、花菜和芥菜等。维生素C含量较高的水果有猕猴桃、沙棘、鲜枣、樱桃、石榴、柑橘、柠檬、柚子和草莓等。

◎ 庞大的B族维生素：能直接或间接抗癌

B族维生素是一个庞大的家族，包含维生素B_1、维生素B_2、维生素B_6、烟酸、泛酸、叶酸、维生素B_{12}、生物素等多种维生素，是维持人体健康不可缺少的微量元素。

B族维生素的作用

名称	别称	生理功能
维生素B_1	硫胺素	构成辅酶，维持神经、肌肉的正常功能
维生素B_2	核黄素	参与体内生物氧化与能量代谢；参与烟酸与维生素B_6的代谢等
维生素B_3	烟酸	参与体内物质与能量代谢；与核酸的合成相关；降低胆固醇水平；葡萄糖耐量因子的组成部分
维生素B_5	泛酸	构成辅酶A和酰基载体蛋白，并通过它们在代谢中发挥作用
维生素B_6	吡哆素	参与氨基酸、脂肪等代谢；促进体内烟酸合成；促进体内抗体合成等
维生素B_7	生物素、维生素H	参与碳水化合物、脂肪、蛋白质和核酸的代谢
维生素B_9	叶酸	参与遗传物质和蛋白质代谢；提高机体免疫力
维生素B_{12}	钴胺素	预防贫血；维护神经系统健康；促进碳水化合物、脂肪和蛋白质的代谢

大量研究表明，叶酸、维生素B_6和维生素B_{12}这3种维生素与癌症关系密切。其中，缺乏叶酸与结直肠癌的关联性最强，习惯摄入叶酸者或者血浆叶酸浓度高的研究对象，其结直肠癌的发病率较低。维生素B_6除了与降低结直肠癌风险有关外，还可能与其他肿瘤发生相关。缺乏维生素B_{12}可能会影响核酸代谢，造成DNA合成与修复障碍，进而致癌。

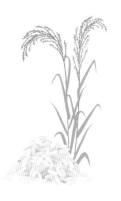

B族维生素主要存在于五谷杂粮、坚果、动物内脏、肉类、蛋类、奶类中。建议在日常饮食中做到荤素搭配、营养均衡。

膳食纤维保护肠道，预防肠癌

膳食纤维被称为水、碳水化合物、脂肪、蛋白质、矿物质和维生素以外的"第七大营养素"，已从过去的营养素"小透明"变成营养素"宠儿"。膳食纤维广为人知的功能是有助于通便，但它的功能可不止这一点。

◎ 虽不被人体消化，但能促进消化

膳食纤维有可溶性、不可溶性两种，具体可以分为纤维素、半纤维素、木质素和果胶等。尽管它们不能被人体吸收，却仍能发挥重要的生物作用，它们通过刺激肠道蠕动，增加粪便体积和减少粪便在肠道内的停留时间来预防便秘，不仅降低了痔疮发生的概率，还能有效抑制肥胖、乳腺癌、结直肠癌的发生。

纤维素 半纤维素	具有很强的吸水性，能促进肠道运动，帮助人们及时通过排便排出致病因子
木质素	通过形成交织网来硬化细胞壁，起抗压作用
果胶	可以吸附胃肠道内的废物，促进其排出

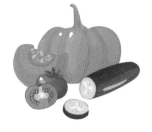

可溶性膳食纤维主要来自各种蔬果，比如西红柿、黄瓜、南瓜、猕猴桃、苹果、杧果等，能促进人体新陈代谢。

◎ 可溶性膳食纤维能维持肠道菌群平衡

水果中的果胶、海藻中的藻胶以及魔芋中的葡甘聚糖都是可溶性膳食纤维的代表，它们热量低，有很强的吸水性。可溶性膳食纤维进入人体后，会在胃肠道内与淀粉等碳水化合物包裹在一起，延长食物在胃内停留的时间，有效控制和调节血糖水平。

同时，可溶性膳食纤维能为肠道内的有益菌提供能量和营养物质，促进益生菌的生长，维持肠道菌群平衡。肠道菌群与癌症有很强的相互作用。有研究表明，肠道菌群失衡与癌症的转移增加有关。

◎ 不可溶性膳食纤维可预防结直肠癌

纤维素、半纤维素和木质素属于不可溶性膳食纤维。它们既不溶解于水，也不能被分解，但可以吸收水分，缓解便秘，有助于预防结直肠癌。

不可溶性膳食纤维主要存在于谷类的谷皮中，典型代表是麦麸及燕麦、荞麦、糙米、玉米、莜麦等全谷物，水果的皮、蔬菜的茎叶和完整的豆类也富含不可溶性膳食纤维。

◎ 怎样从蔬果中补充膳食纤维

推荐成人每日摄入30克膳食纤维，相当于要摄入500克绿叶蔬菜或250克水果。《中国居民膳食指南（2022）》中对"怎样才能达到足量蔬果目标"给出了三点建议。

➤ 餐餐有蔬菜

以一家三口来说，每天需要购买3种或不少于1千克的新鲜蔬菜，合理分配到一日三餐中。中餐和晚餐至少各有2个蔬菜的菜肴，保证餐餐有蔬菜。适合生吃的蔬菜，可以安排在早餐或者作为饭前饭后的"零食""茶点"，健康又营养。

➤ 天天吃水果

还是以一家三口为例，每周可以购买4.5~7千克的水果，选择多种类的新鲜应季水果，每种量不用买太多，放在家中或工作单位容易看到、方便拿到的地方，以防忘记吃。

➤ 蔬果巧搭配

蔬菜和水果都含有丰富的维生素、矿物质和膳食纤维，但它们不能互相替代。以蔬菜为中心，选不同颜色的水果装点餐桌，其中深色叶菜应占蔬菜总量的1/2，红、绿叶菜、十字花科类蔬菜的营养更加丰富，可以做成如什锦菜、大拌菜等菜肴形式，有助于增加食欲。

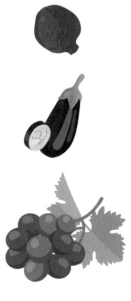

植物化学物：大自然赠予的"抗癌助手" →

植物化学物是来自植物性食物的生物活性成分，在自然界分布广泛。植物化学物不是维持机体生长发育所必需的营养物质，但对维护人体健康、调节生理机能和预防疾病发挥了重要的作用。

◎ 植物中的"抗癌明星成分"

水果、蔬菜和谷物中的植物化学物对多种癌症都有预防作用，日常蔬菜和水果摄入量高的人群较摄入量低的人群癌症发生率低50%左右。新鲜蔬菜和水果中的植物化学物能够抑制胃肠道、肺、口腔和喉上皮肿瘤，预防乳腺癌和前列腺癌。

◎ 花青素：对癌细胞抑制作用明显

花青素属于生物类黄酮物质，具有清除自由基和抗氧化的作用。研究证明，花青素的抗氧化性能比维生素E高50倍，比维生素C高20倍。花青素能够抑制肿瘤细胞的生长，对乳腺癌、结肠癌、卵巢癌细胞的抑制作用更为显著。

花青素

水果：葡萄、蓝莓、桑葚、血橙、草莓、樱桃、红心火龙果、山楂等。水果是补充花青素的较好选择

蔬菜：紫甘蓝、紫薯、紫玉米、黑枸杞、茄子、紫苏、甜菜、红心萝卜、紫洋葱等

谷类、薯类、杂豆：黑大麦、高粱、黑米、紫玉米、紫薯、红豆、黑豆等

◎ 大蒜素：激活人体抗癌免疫细胞

大蒜是非常具有抗癌潜力的食物。大蒜素是大蒜所含的主要抗癌物质，它能降低胰腺癌细胞的迁移能力，从而抑制其发展。大蒜素具有抗氧化、抗肿瘤等生物活性，能激活人体内的抗癌免疫细胞的生物活性，多方面阻断致癌物质亚硝胺的合成，加强人体免疫系统对癌细胞的识别、吞噬和清除作用。

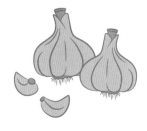 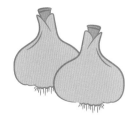

大蒜素在高温下易被破坏而失去作用，因此大蒜宜生吃。

独头蒜不能产生多瓣的大蒜鳞茎，口感辛辣，大蒜素含量比普通大蒜高。

◎ 大豆异黄酮：抑制癌细胞增殖

大豆异黄酮是大豆中一类植物化学物的总称，它的结构与雌激素相似，故又被称作植物雌激素。自然界中大豆异黄酮的来源十分有限，主要存在于大豆中。

在早期的研究中，大豆异黄酮被认为是大豆有苦涩味的原因，因此常作为不良成分被试图除去。1986年，科学家发现大豆异黄酮对乳腺癌、胃癌、肝癌细胞等的生长、增殖具有抑制作用，能够降低乳腺癌、前列腺癌和结肠癌等疾病的发病率。

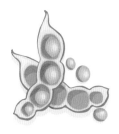

大豆的营养成分中除了大豆异黄酮，还有皂素。它能与胆酸结合起来保护肠道，有助于预防结直肠癌。

◎苦杏仁苷：抗癌药物的优质选择

苦杏仁苷存在于苦杏仁的皮中，是苦杏仁中的有效活性成分。1803年，学者在研究苦杏仁成分时发现了此种物质并尝试提取，目前苦杏仁苷已成为常用的祛痰止咳剂、辅助性抗癌药物。大部分学者认为苦杏仁苷可抑制细胞增殖，诱导癌细胞凋亡。在治疗癌症时，苦杏仁苷不易产生耐药性、毒性反应小，对膀胱癌、肺癌、肝癌、前列腺癌等都显示出了良好的治疗效果。

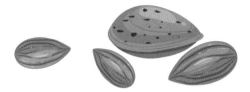

苦杏仁苷广泛存在于杏、桃、李、苹果、山楂等蔷薇科植物果实的种子中，尤其在苦杏仁中含量较多，为2%~3%。

◎茶多酚：抗氧化、杀伤癌细胞

茶多酚是茶叶中的主要活性物质，具有很全面的抗氧化作用。一方面，茶多酚本身可以清除自由基；另一方面，茶多酚能够增强人体内其他自由基清除剂的活性，进而间接清除自由基。同时，茶多酚能够阻断致癌物的合成及代谢活化，抑制癌细胞的增殖，诱导癌细胞凋亡。当然，茶水虽好，但不宜过量饮用。一些实验研究表明，过量摄入茶多酚会导致肝毒性。所以，茶多酚的摄入必须适度。

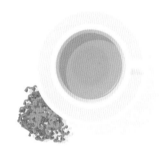

绿茶的茶多酚含量很高，现喝现泡、淡茶热饮效果更好。隔夜茶容易滋生细菌，不宜饮用。

有可能致癌的食物与元素

容易致癌的物质广泛存在于日常生活和自然界中，包括化学致癌物和其他有致癌风险的食物，它们在癌症的发生中起主导作用。因此，人们在日常饮食中应避免摄入这些致癌物，坚持科学健康饮食。

◎ 食源性化学致癌物

所有可导致人体细胞发生癌变并提高人发病率或死亡率的化合物均称为化学致癌物。目前世界上公认的化学致癌物超过800种。

食源性化学致癌物

名称	解释	来源	预防措施
多环芳烃化合物	以苯并芘为代表。焦油、煤烟、矿物油的活性成分都属于这一类致癌物	食物在生长、收获、储存、加工、运输过程中均可能被污染；食品局部烘烤温度过高时，会产生苯并芘	少食油炸、烟熏、烘烤食品
杂环胺类	由蛋白质过度加热而产生	烧焦、烧煳的瘦肉、鱼、蛋、奶、大豆等富含蛋白质的食物	少食油炸、烟熏食品
霉菌	食品上有害真菌生长繁殖而产生的毒素，以黄曲霉毒素B₁毒性最强	主要存在于发霉的花生、大豆、玉米中，以花生最多	不能食用发霉的食物
亚硝基化合物	一类致癌性很强的化合物，与胃肠道肿瘤的发生密切相关	食物添加剂、久存的蔬菜、肉制品、饮水等含有硝酸盐，硝酸盐在自然界或人体内可变成亚硝酸盐	尽量食用新鲜的蔬菜、肉类、鱼类，食物尽量冷藏保存
丙烯酰胺	丙烯酰胺的摄入与胃肠道肿瘤发生有关	常在淀粉类食物烘烤过程中产生，如烧焦的面包、饼干等	少食用烘烤过度的食品

◎ 有致癌风险的食物

➤ 酒精

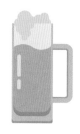

　　研究表明，饮酒会增加乳腺癌、结直肠癌、食管癌、肝癌、口腔癌、咽癌、喉癌和胃癌的风险。含酒精饮料引起各种癌症的概率取决于饮用量和频率。很多人认为红酒中存在白藜芦醇，对身体有益。但实际上，真正引起癌症风险的是酒精。因此，不论是啤酒、葡萄酒还是白酒，都会增加患癌症的风险。

➤ 加工肉

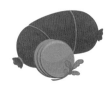

　　加工肉包括培根、香肠、火腿、咸牛肉等。加工肉会增加患结直肠癌的风险，广式咸鱼会增加患鼻咽癌的风险，通过腌制保存的食物会增加患胃癌的风险。如果经常在早餐的三明治或烧烤的食材中加入这些肉类，最好考虑更换。

➤ 红肉

　　有充分的证据表明，过量食用红肉（牛肉、猪肉、羊肉）会增加患结直肠癌的风险。主要原因是红肉比其他肉类多了血红素铁。这种特殊形式的铁会导致人体产生更多的自由基，破坏体内细胞的DNA结构并促进亚硝盐类物质的形成，损害肠道健康。如果想要吃红肉，每天摄入的量要控制在350~500克。

➤ 含糖饮料

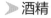

　　喝含糖饮料是导致超重和肥胖的主要原因之一。成年后超重或肥胖会增加患心脏病的风险。最好少摄入奶茶、能量饮料和其他含糖饮料，避免超重，降低患癌症的风险。

具有防癌功效的食物

　　科学家通过对40多种抗癌成分的分析及抑癌实验，总结出了20多种对肿瘤有显著抑制作用的食物名单，下面介绍8种防癌抗癌效果较为显著的食物。

◎ 全谷物

抗癌成分： 膳食纤维、谷皮、胚芽与胚乳。

防癌效果： 每90克的全谷物，可以降低约17％罹患直肠癌的风险。

具体种类： 全谷物包括糙米、燕麦、玉米、大麦、荞麦、干小麦、小米、高粱等。

推荐用量： 每天摄入谷薯类食物250~400克，其中全谷物和杂豆50~150克，薯类50~100克。

推荐食谱： 玉米粥、黑米馒头、杂粮饭。

◎ 苹果

抗癌成分： 膳食纤维、维生素C、花青素、三萜类化合物。

防癌效果： 一个苹果中含有日常推荐量10%的膳食纤维和维生素C。维生素C是高抗氧化物，膳食纤维可增加饱腹感，帮助控制体重，肠道菌群能利用膳食纤维中的果胶产生对细胞有益的化合物，具有保护肠道的效果。红苹果中含有的花青素和三萜类化合物都具有抗氧化作用，用助预防结直肠癌。

推荐用量： 1天1个，务必连皮一起吃。

◎ 咖啡

抗癌成分：咖啡因、绿原酸、木脂素等。

防癌效果：咖啡因可加速致癌物质通过消化道，从而减少直肠癌的发生；绿原酸可以调节细胞生长，减少炎症反应，阻断致癌物质；木脂素能促进异常细胞的自我破坏，减少癌细胞的生长。

推荐用量：1天1杯黑咖啡，最好不要超过300毫升。

食用方法：浅焙或深焙的黑咖啡都可以，可以加低脂牛奶，不建议额外添加糖或奶精。

◎ 豆类

抗癌成分：大豆异黄酮、皂苷、酚酸、植酸、鞘脂等。

防癌效果：大豆异黄酮为植物性雌激素，具有抗癌的效果；皂苷可降低血液中的胆固醇；酚酸能阻止癌细胞扩散；植酸为抗氧化物；鞘脂可调节细胞生长，让异常细胞自我破坏。

推荐用量：每天1~2份标准分量的大豆食品。1份大豆为20克，相当于1个成人单手捧起的量，大豆制品按每份含7克蛋白质进行换算，等同于45克的豆干（约半小碗豆干丁），400毫升（2杯）的豆浆。

推荐食谱：毛豆炒肉末。

◎ 绿茶

抗癌成分：儿茶素、茶多酚。

防癌效果：儿茶素的抗氧化效果高于维生素C及维生素E；茶多酚可直接抑制癌细胞的扩散，从而抑制各种癌症的发展。喝茶可以暂时提高细胞的抗氧化活性，适量喝茶可降低患直肠癌、前列腺癌、膀胱癌的风险。

推荐用量：1天1杯绿茶，约650毫升。

◎ 大蒜

抗癌成分： 大蒜素、蒜氨酸、二烯丙基硫化物、槲皮素。

防癌效果： 除了大蒜素，大蒜所含有机硫化合物及槲皮素也是常见的抗氧化剂，具有一定的抗癌作用。多吃大蒜可降低患肠癌、乳腺癌、食管癌、皮肤癌、胃癌、膀胱癌的风险。

推荐用量： 1天3瓣新鲜大蒜，3~5克。大蒜中所含的杀菌物质遇热时会很快失去作用，所以食用大蒜最好捣碎成泥或切片，但生蒜容易对胃造成刺激，建议不要空腹食用。

推荐食谱： 蒜泥拍黄瓜。

◎ 十字花科蔬菜

抗癌成分： 膳食纤维、β-胡萝卜素、维生素C、吲哚。

防癌效果： 十字花科蔬菜可降低患消化系统癌症的风险。β-胡萝卜素有助于控制细胞异常生长；维生素C为高抗氧化剂，可调节免疫系统，保护细胞；吲哚为抗癌的活性成分，可减缓癌细胞生长并刺激癌细胞自我凋亡。

具体种类： 花菜、卷心菜、白菜、油菜、芥蓝、紫甘蓝等。

推荐用量： 1天100克。避免久煮，可水煮3分钟或快炒5分钟。

推荐食谱： 花菜炒西红柿。

◎ 亚麻籽

抗癌成分： 膳食纤维、木酚素、α-亚麻酸。

防癌效果： 亚麻籽含有丰富的膳食纤维。α-亚麻酸可抗炎，降低患直肠癌的风险；木酚素为植物雌激素。

推荐用量： 1天2~4汤匙。磨碎的亚麻籽会释放出更多营养成分，可以将亚麻籽末加入蔬果汁一起食用。

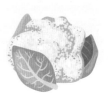

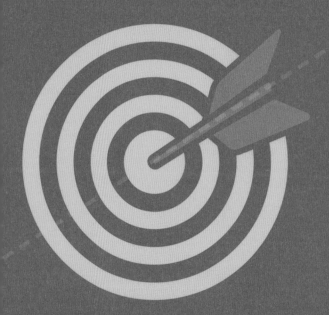

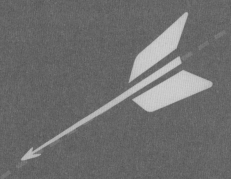

第三章

癌症治疗期间怎么吃

癌症患者和家属在门诊问得最多的问题就是什么能吃、什么不能吃。在短暂的会面过程里，医生的工作重点是给出治疗方案，对患者的生活无法给出具体细致的指导，因此癌症患者在营养与饮食方面有着迫切的需求。本章将详细介绍适合癌症患者的饮食方式。

患癌了，首先要纠正饮食

癌症通常是由长期不健康的生活方式引起的，因此癌症患者需要及时调整饮食等生活方式。合理饮食可以提高人体免疫功能，抗击癌细胞的侵害。正确的饮食搭配可以提高各种肿瘤治疗手段的效果。而延续不合理的饮食方式不仅会影响治疗，还可能会加重病情。

◎ 抗癌——保证营养是关键

癌症患者在日常生活中有一个很大的顾虑：担心营养会促进肿瘤生长。所以有患者减少营养摄入，甚至希望"饿死"肿瘤。但国际权威研究指出，无证据表明营养支持能促进肿瘤生长。

约有5%的癌症患者在确诊时已伴有营养不良的情况，其原因在于癌症患者对蛋白质和热量的需求比普通人高25%~50%。良好的营养可增强癌症患者的抗癌能力，延长生存期。因此，营养不良对患者康复极为不利。健康人士需要营养，癌症患者更需要营养，但是饮食结构要合理，不能无节制饮食。

◎ 多食用新鲜的蔬菜

患者可以根据自身的具体情况，制订合理的膳食计划，既满足营养需要，又避免能量过剩。食物中应含适量的膳食纤维，有满足人体需要的维生素、矿物质。因此，完全素食不可取，荤素搭配才是最佳选择。患者每天需进食新鲜的蔬菜。

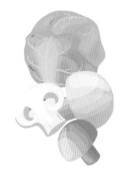

多食十字花科蔬菜，如白菜、卷心菜、花菜、油菜等。这类蔬菜含吲哚类衍生物，可诱导多种酶的活性，起到抗癌作用。

多食用香菇、草菇、金针菇、黑木耳、银耳等菌类。菌类富含多糖类物质，能够提高人体免疫能力。

◎ 提高白肉比例，减少红肉摄入

　　癌症是消耗性疾病，患者要遵循高蛋白、高维生素、低脂肪饮食，可根据个人喜好合理调配。鱼肉、猪肉、蛋、鸡肉、鸭肉、鹅肉等都是优良的蛋白质来源。鱼肉、鸡肉等所含蛋白质的质量比猪肉、牛肉、羊肉等红肉更高，其脂肪与胆固醇含量也比较低。鱼肉中的不饱和脂肪酸还有降低血脂和预防血栓形成的作用。癌症患者可以适当增加白肉的摄入量，减少红肉的摄入量。

四腿动物的肉是红肉，如猪肉、牛肉、羊肉等；

无腿动物的肉是白肉，如鱼肉等；

两腿动物的肉红白相间，如鸡肉、鸭肉、鹅肉等。

◎ 患病阶段不同，营养管理方式要及时调整

◎ **治疗前期**：积极纠正营养不良，使身体能够接受治疗。早期营养筛查与评价可以积极纠正营养不良。

◎ **治疗期**：尽可能保证营养充足，提高治疗耐受力。建议增加优质蛋白及抗氧化物含量丰富的食物的摄入，如蛋、奶、鱼肉、豆制品、新鲜蔬果、全谷物等。

◎ **恢复期**：监控营养状况，监测体重情况，预防营养不良。恢复早期的饮食过渡：

水 ➡ 清流质 ➡ 流质 ➡ 半流质 ➡ 软食

◎ **康复期**：食物多样，适当增加粗杂粮的摄入；减少高脂肪食物的摄入，增加优质蛋白的摄入；增加新鲜蔬果的摄入；限制精制糖、酒精及腌制食品的摄入。

◎ **进展期**（癌症发展恶化的过程）：维持或改善营养状况，提高生活质量。保持基本的营养摄入：

口服营养补充 ➡ 肠内营养 ➡ 肠外营养

◎ **终末期**（癌症治疗晚期）：以营养支持为主，经肠内或肠外途径摄入适宜的营养素。通过维持或改善营养状况，减轻痛苦，改善生活质量。

癌症患者需要忌口吗

忌口是癌症患者及其家属关心的问题之一。中医有药食同源之说。张仲景在《金匮要略》中提道:"所食之味,有与病相宜,有与身为害。若得宜则益体,害则成疾,以此致危,例皆难疗。"食物需与疾病相适宜,才能有助于疾病的治疗;反之,则会导致疾病的复发或使病情加重。

◎ 中医学认为需要适当忌口

从中医学理论和忌口的历史发展情况看,适当的饮食禁忌是必要的,但忌口不宜太严,食谱不宜太窄。第一,古代文献中有许多食物禁忌的记载。第二,临床中根据不同症状选择合适的饮食,对提高患者的治疗效果是有益的。中医学理论认为食物如同药物,也有寒、热、温、凉四气,酸、苦、甘、辛、咸五味。所以癌症患者应当根据不同病情,少吃或不吃某些食物。

◎ 疾病分寒热虚实,对应食物忌口

所谓"所食之味,有与病相宜,有与身为害",与病相宜的就可以吃,与病不合而对身体有害的就要忌口。例如,体质偏热的患者宜吃凉性食物,忌食热性食物。虚寒体质的患者宜吃温补食物,忌食寒凉食物。

食物有五味之分:"心病禁咸,肺病禁苦,肝病禁辛,脾病禁酸,肾病禁甘。"

古人还提出五病之所禁:"辛走气,气病无多食辛;咸走血,血病无多食咸;苦走骨,骨病无多食苦;甘走肉,肉病无多食甘;酸走筋,筋病无多食酸。"

辛辣食品能助火散气,体质偏热的癌症患者宜忌口。高糖、高脂食物易助湿生痰,不适合体质湿阻的癌症患者。有的食物质硬而坚,不容易消化,比如油炸食物,就不适合消化不良的患者。

◎ 忌口原则：因地制宜、因人制宜和因时制宜

◎ **因地制宜**：生活在不同地区，饮食习惯不相同，对各种食物的耐受程度不相同，因而饮食禁忌也不相同。比如长期生活在海上，以打鱼为生，长期以海产品为主食的人，就不用忌虾蟹鱼；而生活在内陆的人，平时较少接触海鲜，则需要格外注意。

◎ **因人制宜**：这一点要落实到具体患者，在不同阶段又有所变化。针对不同民族、不同生活习惯的人，禁忌内容当然不同。

◎ **因时制宜**：四季气候交替，人们需要顺应自然规律。春夏阳气旺盛，万物生机盎然，癌细胞增殖快，因而要尽量少食温燥的食物，如羊肉等；秋季气候干燥，万物萧条，患者常见口鼻干燥，此时尽量不要吃辛热干燥食物，要吃含水分多的水果蔬菜；冬季严寒，尽量少吃生冷寒凉食物。

实际上，临床中尚未出现明确的因饮食而致癌症复发或恶化的例子。癌症患者由于体质虚弱、消瘦、食欲差，要吃营养丰富、易消化吸收的食物。关于忌口，应因病而异、因人而异、因治疗方法而异，不能笼统、机械地规定能吃什么、不能吃什么。如果连鸡蛋、豆腐、蔬菜都不敢吃，只会让患者的营养状况日趋恶化，反而不利于身体康复。

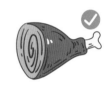

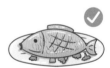

◎ 忌口过多不利于癌症患者恢复

由于饮食与肿瘤的发生、发展有密切关系，所以必要的忌口是需要的。但是对忌口应有科学的态度。有的癌症患者忌口很严，很多东西都不吃，但癌症仍旧复发或者转移了；而有的患者饮食多样化，不偏食，饮食节制有规律，恢复得很好。因此民间流传的关于"鸡肉、鱼肉、牛肉、虾"等会引起癌症复发或转移的说法是缺乏中医和西医理论和实验根据的。

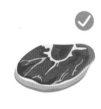

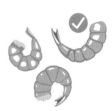

➤ 在家评估营养状况 ————————————————➤

患者在家里做营养状况评估和去医院做是不一样的。医生评估营养状况会使用多种专业工具；而患者在家里做营养状况评估时可以选择直观简单的方式。

◉ 养成记录体重的习惯

体重是用来评估癌症患者营养状况的客观因素，于是观察记录体重的变化就是一种简便的评估方法。患者可以准备一个体重秤，每隔一周或者两周就称一下自己的体重，并做好记录，养成规律记录体重的习惯。这样坚持下来，患者可以直观地看到自己体重的变化。如果一段时间比如一个月内，体重一直在下降，那就说明可能存在营养不良的情况，需要多补充营养。

◉ 用同样的碗计算饭量的变化

饭量的变化也是评估营养状况的一个因素。如果患者一段时间内发现自己的饭量变小了，那就需要多注意饮食问题。这里同样有一个简便的方法计算饮食摄入量的变化，那就是每次吃饭时用同样大小的饭碗。比如，患者原来每顿可以吃一整碗饭，现在只能吃半碗，这可能就是营养不良的表现。

◉ 用运动或者握力器评估体能

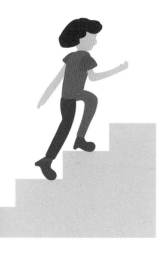

体能也是评估营养状况的一个因素。一方面，患者可以在身体条件允许的情况下，通过适当运动，比如爬楼梯、散步等方式，来比较自己的身体变化。如果原本能够一口气爬到三楼，或者原本散步能够走30分钟，现在发现自己做不到了，这就说明自己的体能变差了。另一方面，患者可以在家里准备一个握力器，用来测试肌力，这也是一种非常有效的评估方式。

手术前，慢性病患者平时的药还能吃吗 ⟶

很多需要手术的癌症患者还患有心脑血管疾病及糖尿病等慢性病，需要长期服用一种或几种药物。为手术安全和身体健康考虑，患者应该及时与医生沟通，确认是否需要停药或者换药。

◎ 无须停用的降压药

常用的降压药物中，第一类是钙离子拮抗剂，名字常以"地平"结尾，如尼卡地平等；第二类是β受体阻滞剂，名字常以"洛尔"结尾，如普萘洛尔等；第三类是血管紧张素转化酶抑制剂，名字常以"普利"结尾，如卡托普利等；第四类是血管紧张素 II 受体拮抗剂，名字常以"沙坦"结尾。另外还有α受体阻滞剂，属于"唑嗪"系列。使用以上药物者，一般情况下术前不需停药，否则会引起血压反跳性升高。手术当天清晨，患者可以用一小口温开水吞服药物。

◎ 需要停用的降压药

其他降压药包括利尿剂，如吲达帕胺这类通过降低血容量达到降压目的的药，可能会导致患者体内电解质紊乱，不适合在术前服用。

还有一种比较特殊的药——利血平，属于递质耗竭剂，会消耗机体内的神经递质。而北京降压0号，也叫复方利血平氨苯蝶啶片，其中含有硫酸双肼屈嗪和氢氯噻嗪等成分。这两种药物，前者为血管扩张药，可松弛血管平滑肌，降低外周阻力；后者为利尿剂，具有显著的协同降压作用，会让患者在术中出现不可逆的低血压，导致严重后果。所以围手术期（指患者从决定手术治疗开始到康复出院的全过程）必须停药，而且需要停药7天以上，等待递质恢复。患者还需要与手术医生沟通，改用其他降血压药物。

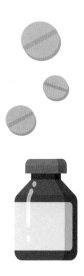

◉ 降脂药不需要停

降脂药也是患者术前经常服用的药物，常见的有他汀类药物，如阿托伐他汀、辛伐他汀、普伐他汀；还有降甘油三酯类药物，如贝特类、烟酸等。对于择期手术的患者来说，在肝功能正常的情况下，围手术期坚持服用降脂药是有益的。

◉ 不同种类降糖药的停用标准

手术前，患者需要禁食禁饮。患者禁食本身就可能会有低血糖的风险，因此降糖药术前应停用。

◎ 半衰期长（36小时）的第一代药物，如氯磺丙脲，从手术前一天早晨开始停药。

◎ 半衰期短（6~12小时）的第二代药物磺脲类在手术当日停药即可。

◎ 二甲双胍这类药的作用时间较长，患者服用后会有乳酸中毒的风险，尤其是低血容量或心力衰竭者。因此患者至少需要在术前8小时停用该类药。

◎ α-糖苷酶抑制剂能减少葡萄糖或脂肪的吸收，只有进食才起效，单独使用不会引起低血糖，因此手术当日禁食需要停用。

◉ 注射用胰岛素不用停

胰岛素也是常见的控制血糖的药物。围手术期的血糖控制与术后恢复直接相关，因此术前依靠胰岛素控制血糖的患者，在手术当天清晨应监测血糖并根据需要进行皮下注射胰岛素，原则是维持最佳血糖。

◉ 抗心律失常药使用至手术当日清晨

一些抗心律失常药，如地高辛、β受体阻滞剂、奎尼丁，可以有效地缓解心动过速或心动过缓带来的心律失常问题，可以继续使用至手术当日清晨。但是，像胺碘酮这种药会延长血浆中药物浓度下降的时间，是否需要停用，应由专业医师根据病情判定。同时，对于术前有心力衰竭、心室纤颤，并正在服用洋地黄类药品（如地高辛）的患者，手术当天停药即可。

◎ 冠脉搭桥或者冠脉支架的患者需在医嘱下进行换药

冠心病患者，尤其是做过冠状动脉搭桥或者冠状动脉支架的患者，会常规服用抗血小板药，常用的药物有阿司匹林、波立维（也就是氯吡格雷）和噻氯匹定。除血管手术者外，其他患者手术前7~10天须停药。停药期间，患者需要及时跟医生反馈既往病情，医生会根据情况决定是否用其他药物替代阿司匹林或氯吡格雷。

◎ 中枢神经、呼吸、消化系统用药可使用至手术当日

中枢神经系统用药主要包括：

抗癫痫药，如苯妥英钠、卡马西平；

抗抑郁药，如丙咪嗪、舍曲林、氟西汀；

抗焦虑药，如地西泮、劳拉西泮；

抗精神病药，如氟哌啶醇、利培酮、奥氮平；

抗帕金森药。

以上这些药应继续使用，直至手术当日。

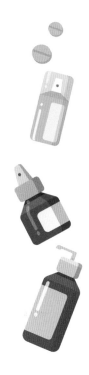

呼吸系统用药主要包括：

平喘药，如茶碱类、吸入用激素、异丙托溴铵、沙丁胺醇；

止咳祛痰药，如复方甘草口服液、复方可待因、氨溴索、桃金娘油；

肺动脉高压药，如西地那非、前列环素。

以上这些药应继续使用，直至手术当日。

消化系统用药主要包括：

抑酸、抗反流药，如雷尼替丁、奥美拉唑；

止吐药，如格拉司琼、昂丹司琼、甲氧氯普胺。

以上这些药应继续使用，直至手术当日。

手术前后的营养原则

手术治疗中会出现失血、蛋白质消耗等情况，同时人体在术后的分解代谢会增加，这很容易造成患者缺乏营养。因此，患者从决定需要手术治疗开始到康复出院的全过程都需要充足的营养。这有助于减少患者手术应激反应及术后并发症，能够缩短患者的住院时间，促进患者身体快速康复。

◎ 手术前等待期，增加热量和蛋白质摄入

癌症患者可以利用手术前完善各项检查的等待期，同步加强自身的营养，保证可以用更好的身体状态迎接手术。患者术前的饮食最好以均衡饮食为基础，再同步增加热量及蛋白质的摄入，比如鸡蛋、牛肉等，从而促进人体蛋白质的合成，加快手术伤口的愈合，避免体重持续减轻。

◎ 有营养风险的患者及早干预

患者正式做手术前4个小时禁水、前8个小时禁食、24小时内不吃油腻、难消化的食物，以确保手术安全进行。因此，患者的术前营养状况很重要，如果术前有营养风险，建议患者在医生的指导下进行术前营养干预，时间一般为7~10 天。严重营养不良的患者可能需要更长时间的营养干预，以改善营养状况，降低术后并发症发生率。

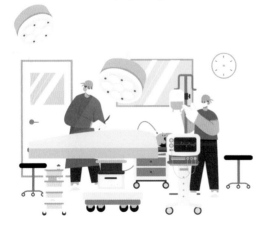

营养不良的患者在接受手术时出现并发症的风险远高于营养正常者，因此患者在做手术前需要做好营养评估，确保没有营养风险。

◉ 手术后恢复饮食要循序渐进

手术之后，经医生评估，患者可以根据自己身体的恢复情况开始进食。术后1~2天内，患者应以清流质饮食为主，可以选择无油的肉汤及无渣果汁，后期逐步调整为低渣全流质至低渣半流质饮食。在这个过程中，患者可逐步开始进食清粥、蒸蛋等低渣软质食物。

此阶段饮食的热量及营养素都不多，因此患者要以少量多餐的策略进食。等到胃肠功能逐渐恢复后，患者的饮食模式可调整为低渣软质饮食，进食鸡蛋汤、鱼汤、豆浆、豆腐、瘦肉末等。

◉ 特殊疾病患者需要格外注意饮食搭配

普通癌症患者通常需要补充高蛋白食物，如牛奶、鸡蛋、鱼肉等，这有利于手术伤口的愈合以及早期恢复。但一些患特殊疾病的癌症患者，饮食上要格外注意，患者需要根据身体情况进行相应的饮食调整。

◎ **糖尿病患者**：需要注意避免摄入高糖食物，如米饭、果汁等，以免引起血糖升高，不利于手术后身体恢复。

◎ **高胆固醇血症患者**：尽量减少摄入动物内脏等胆固醇含量较高的食物。

◎ **高血压患者**：需要注意饮食低盐低脂，从而减少心脑血管疾病发生的风险。

综上所述，患者术后恢复食谱应该注意蛋白质、碳水化合物、脂肪和维生素等营养物质的平衡。同时，家属在制订患者术后恢复食谱时，一定要结合患者的基础疾病，调整搭配食材的种类。

手术之后，患者服用一些治疗药物时，要注意说明书上的服用时间，有的药物需要避开进食时间，避免影响药物的疗效。

➤ 放疗期间的饮食原则 ────────────→

放疗不仅会杀死癌细胞，还会影响肿瘤周围的正常组织和细胞，从而导致人体产生放疗的副作用。放疗部位不同，患者感受到的副作用也有所不同，比如头颈部和消化系统肿瘤患者，会出现口干、口咽部疼痛、恶心、呕吐、放射性食管炎、放射性肠炎等情况。这些反应会影响营养物质的摄入和吸收，造成患者体重下降和营养不良。

◎ 体重下降过快，放疗效果差

患者自身的营养情况与放疗后的恢复情况是互相影响的。体重的迅速变化会直接影响放疗结果，患者在放疗期间体重下降得越多，放疗过程的误差可能就越大、精确性也越差。同时，患者的营养状态差，身体素质就会变差，就有可能导致放疗中断，从而导致疗程和住院时间延长，增加治疗费用。此外，营养不良的患者局部复发的概率也比较高。

◎ 头颈部肿瘤患者饮食要温凉、低盐、清淡

头颈部肿瘤患者需要进食温凉、低盐、清淡的无刺激性软食，并且要多饮水。放疗期间，患者的口腔黏膜会被放射线影响而水肿甚至破溃，因此患者需要避免过烫、过硬、过干的食物。另外，有刺激性味道的食物会让原本脆弱的口腔黏膜更加"受伤"，因此患者同样需要远离过酸、过咸、过甜、过辣、过麻的食物。

在放疗过程中，患者口咽部疼痛非常严重，进食困难时，可以使用粗吸管进食温凉的流质和半流质食物，避免食物在口腔中停留时间过久，以减少疼痛感。

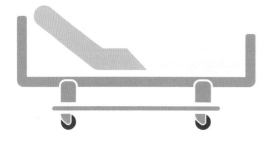

当患者存在呛咳症状时，进餐前需摇高床头约30度，或选择坐位进餐，防止进食困难。

◎ 消化道肿瘤患者要少食多餐

消化道肿瘤患者在放疗期间可能会出现恶心、呕吐的症状，因此在食物的调配上要注意色、香、味俱全，增加患者的食欲。此时，患者的消化系统较脆弱，需要少食多餐。

有放射性食管炎的患者要避免进食辛辣刺激性食物，如辣椒、生葱、姜、蒜等，禁食粗糙、过硬、过烫及黏性大的食物，要多补充高蛋白、高维生素、低脂的半流质或流质饮食，少量饮水，以减轻局部的炎症和水肿。

有放射性肠炎的患者在饮食上应当优先选择少渣、低脂、产气少的食物。有吸烟、喝酒习惯的患者一定要戒掉，同时避免进食膳食纤维过多的食物，如韭菜、芹菜等。放射性肠炎急性期需遵医嘱禁食，注意保暖。

◎ 其他肿瘤患者在放疗期间的饮食原则

◎ **腹部肿瘤**：选择营养丰富、清淡、细软的食物，少食多餐。放疗前遵医嘱空腹或进食，减少胃容量变化对放疗位置的影响。

◎ **肝脏、胆囊肿瘤**：确保低脂、低胆固醇饮食，推荐摄入豆腐、香菇、海鱼等。

◎ **肾脏肿瘤**：确保低盐、清淡饮食。

◎ **妇科肿瘤**：确保饮食无刺激、易消化、低脂、少渣、营养丰富。避免产气多的食物，如豆类、碳酸饮料。多饮水，每日饮水量大于3000毫升。

◎ **脑瘤**：确保高营养、易消化饮食，适量增加富含粗膳食纤维食物的摄入，如芹菜、韭菜等，预防便秘。

半流质饮食是一种比较稀且软烂、易消化、易咀嚼、含粗纤维少、无强烈刺激、呈半流质状态的食物。（主食：粥、汤面、小馄饨、蛋糕等；肉类：肉末、肉丝、肉泥、肝泥、鱼片、虾仁等；蛋类：非煎炸，如蒸蛋、炒蛋等；奶类及其制品：牛奶、奶油等；豆类应制成嫩豆腐、豆腐脑、豆浆等豆制品后食用；蔬果：嫩菜叶、软茄子、土豆泥、果泥等）

流质食物是一种液状食物或在口腔内能融化为液体的食物，比半流质饮食更易于吞咽和消化。（主食：米汤、芝麻糊、藕粉等；肉类：过滤过的肉汤、鱼汤等；蛋类：鸡蛋汤等；豆类：豆浆、加水用搅拌机打碎的豆花等；蔬果：蔬菜汁、水果汁等）

化疗期间的饮食原则

患者在接受化疗的过程中，往往会出现一些毒副作用，这是因为抗癌药物在杀死癌细胞的同时，也对正常细胞造成一定的损害。患者有时会出现口腔溃疡、脱发，胃肠系统也会有不适，出现厌食、恶心、呕吐、腹痛、腹泻等症状，严重者会引起脱水，致使营养"入不敷出"。因此，患者需要通过饮食来补充营养。

◎ 高热量、高蛋白饮食

化疗期间，患者的饮食以高热量、高蛋白为主，如鸡、鸭、鱼、虾、鸡蛋等，能补充营养，起到辅助治疗作用。化疗患者的主食可根据饮食习惯来挑选，如包子、饺子、馄饨、面条等。如果患者出现五心烦热（指两手心、两足心发热，心胸烦热），可以食用银耳粥或用西洋参浸泡当茶饮。

西柚、石榴等水果中含有影响靶向药疗效的成分，患者在服药期间不可以食用。

◎ 吃靶向药需要忌口

吃靶向药的患者不可以食用含有柚苷、呋喃香豆素等的食物。这些成分会影响靶向药的疗效。同时，患者也不能服用圣·约翰草提取物片、舒肝解郁胶囊等药物，其成分使人体对靶向药代谢速度过快，也会影响疗效。有一些化疗药物，如卡培他滨、奥沙利铂等，在化疗期间遇冷会增加手麻、足麻、急性喉水肿的风险，所以服药期间忌吃生冷的食物。

◎ 蔬菜和水果慢慢吃

蔬菜和水果不但可以提高患者的抵抗力，而且还可增加食欲。化疗结束后的初期，患者可喝蔬菜汁和吃易消化的水果，每次量不宜多，少食多餐。等到胃肠功能基本恢复后，患者可以吃一些清淡爽口的生拌凉菜和水果，这可以很好地帮助患者恢复食欲，从而更好地补充营养。

◎ 每日饮水量不少于1500毫升

"饮食"二字，除了"食"，还要注重"饮"。癌症患者不能重食轻饮，忽视饮水方面的调理。癌细胞会破坏人体内水与电解质的平衡，因此在化疗和康复过程中，患者需要格外注意饮水，避免出现水与电解质紊乱的现象，每日饮水量不少于1500毫升。

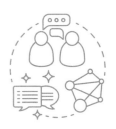

◎ 更换食谱，改变烹调方法

换新的食物种类可以促进患者的食欲，比如常吃猪肉的患者可换成吃鱼、虾、蟹、鸡等。家人改变烹调方法能使食物具有与以往不同的色、香、味，也可以增加患者的食欲。但无论哪一种食物，烹调时一定要达到食物比较熟烂的程度，让患者顺利地消化吸收。

癌症患者可以与病友互相交流饮食经验，不但可以取长补短，还有利于改善心情。

◎ 吃些药膳能开胃健脾

药膳是药材与食材相配做成的美食，既将药物作为食物，又将食物赋以药用，药借食力，食助药威，二者相辅相成。下面为食欲缺乏的患者提供一种药膳食谱参考。

食谱推荐：桂花心粥

◎ **原料**：桂花心2克，茯苓2克，大米适量。

◎ **制作**：先依次将桂花心、茯苓放入锅内，加适量清水，大火烧沸后，转小火煮20分钟，滤渣，留汁。再将大米、汤汁放入锅内，加适量清水，大火烧沸后，转小火煮，至米烂成粥即可。

◎ **食用方法**：每日1次，早晚餐服用。

手术后患者的"大补"误区 ➡️

以往人们凭经验认为，做手术是一件很"伤身"的事情，会造成身体亏损和营养流失，因此觉得手术后的患者需要"大补"。过去生活条件比较差，很多人营养都跟不上，所以在大病初愈后选择"大补"有一定的道理；但现在生活条件好了，不少人甚至营养过剩。若是原本就营养过剩，又在手术后大补，只会适得其反。

◎ 误区 ① 迷信名贵补品和保健品

很多人认为手术后吃燕窝、鱼翅、阿胶等补品和保健品有奇效，甚至用其替代正餐。实际上，这些补品、保健品往往价格昂贵，但性价比低，甚至有可能没有功效。如果患者一味地吃这些，反而会影响正常饮食，加重营养不良。

更需要注意的是，有些补品或保健品中可能添加了一些药物，反而会影响人体健康。市场上绝大部分补品是"健准字"，对于疾病并没有确切疗效，甚至有一些产品是"三无产品"。如果患者花大价钱购买这种"大补"保健品，那不仅是交了"智商税"，还有可能危害健康。

◎ 误区 ② 老火靓汤是精华

有些人一想到补，就觉得要炖各种老火靓汤。在传统饮食文化中，汤经过精心熬制，好像包含了各种食材的精华，成了"大补神器"。很多患者家属给术后的患者熬制各种汤，如鱼汤、鸡汤、骨头汤等，还特意嘱咐"汤一定要喝完，精华都在汤里"。其实这些汤里的"精华"并不能满足患者的身体需求。

手术过后，机体要把组织修复好，需要多种营养素，特别是蛋白质、维生素和矿物质。然而汤里的营养成分很有限，除了大量的水，就是一些脂肪、少量的氨基酸，基本没有维生素，矿物质也极少。真正有营养的蛋白质，反而没有通过汤补到身体里。所以，术后只喝汤不吃肉是非常低效的"大补"手段，无法让身体获得必需的营养素，也就谈不上帮助身体有效康复。

误区 **3** 手术后才考虑补充营养

很多患者手术前饮食很随意，手术后才想起来要补充营养，这其实是错过了补充营养的最佳时机。大量研究表明，术前营养不良是增加术后并发症、延迟伤口愈合、增大感染风险、增加住院时间、费用以及提高病死率的重要影响因素。除非存在特殊情况（比如胃肠道动力障碍），否则对于大多数患者来说，术前就需要注重饮食营养均衡。

误区 **4** 听信谣言，肉蛋奶都不吃

民间传说手术后饮食要忌口，其中就包括肉、蛋、奶等富含优质蛋白的食物。其实，人体在伤口恢复期内，对优质蛋白的需求量会增加。如果此时蛋白质摄入不足，伤口不但愈合缓慢，还更容易发生感染。因为优质蛋白中的一些氨基酸，比如精氨酸、半胱氨酸等，都有利于伤口愈合和抗感染。所以，只要患者能够正常进食，且不存在过敏或不耐受的情况，就需要摄入一定量的肉、蛋、奶等高蛋白食物。

蛋白质中的精氨酸能促进肌肉组织生长，主要来源于海产品、奶制品等；半胱氨酸有助于伤口愈合，由蛋氨酸转化而来，富含蛋氨酸的食物有鱼类和蛋类。

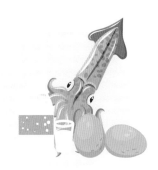

误区 **5** 刚出手术室就开始补

有些家属在患者刚做完手术就要给患者"补"起来，这也是一个误区。如果是全麻的患者，经常会有意识不够清醒和迟发性的恶心、呕吐等反应，此时急着大补，会引起呛咳甚至窒息的风险。正常情况下，患者在手术结束6小时后才可以少量进食一些易消化的食物。如果患者经历了胃肠道手术，一般要等肛门排气、排便后才可以进食，一开始先喝一些水、米汤，后期逐步吃稀饭、软烂的面条，再逐渐过渡到正常饮食。

87

治疗结束以后怎么吃

熬过了痛苦而又漫长的肿瘤治疗并不意味着抗癌进程就结束了。对于早期患者而言，无论是低危还是高危的肿瘤类型，都不能排除肿瘤会复发或转移。为了减少癌症"卷土重来"的可能性，患者在治疗结束后，还需要在饮食结构上做一些调整。

◎ 多数早中期癌症患者采用普通膳食

仅进行手术治疗的患者，在没有消化系统功能障碍的前提下，可以采用普通膳食。普通膳食也是多数早中期癌症患者的常用膳食，适用于术后恢复期、放化疗前后、无消化道肿瘤或无消化系统功能障碍的癌症患者，以及不伴有发热、出血等临床急性期症状的患者。癌症患者的普通膳食应该是营养丰富、清淡可口、易于消化的。

◎ 适当加餐，也能偶尔吃点甜的

治疗结束后，患者可以多食用新鲜的水果、蔬菜，在三餐之间安排2次或3次加餐。

◎ **即食麦片**：可以选择低糖或无糖，含有水果干及坚果的混合麦片，直接食用或者泡在牛奶、酸奶、营养粉中食用。

◎ **苏打饼干**：恶心、呕吐的患者，在空腹时先用苏打饼干垫一下肚子，再喝流质的饮品或食物，可减轻恶心、呕吐症状，而且苏打饼干也有养胃的作用。

◎ **坚果**：选择混合装的小包坚果，种类丰富，搭配果干为准。

◎ **牛奶或酸奶**：乳糖不耐受的患者要选择酸奶或者无乳糖牛奶。

◎ **新鲜水果、果汁或果干**：果汁比新鲜水果含糖量更高，且缺少膳食纤维。患者还是以吃新鲜水果为主，尽量选择低糖水果，如草莓、蓝莓、樱桃等。

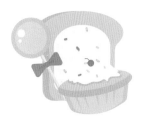

在不妨碍食欲的原则下，癌症患者可以适量吃一些甜食，但要避免辛辣刺激性的食物。

◎ 软膳食适合消化功能较弱的患者

软膳食介于普通膳食和半流食之间，其含食物残渣较少，便于咀嚼，易于消化，但不能用油炸和油煎等烹调方式，适用于放化疗后消化功能较弱或者胃肠道肿瘤术后痊愈的患者。

- ◎ **主食**：以馒头、面包、包子、饺子等面食为主。
- ◎ **肉类**：选用鸡胸脯、里脊等较嫩的肉做菜，像鱼肉、虾仁等可以做成松软的丸子或肉饼。
- ◎ **蛋类**：要用除油炸、油煎以外的烹调方法。
- ◎ **蔬菜类**：需要切碎煮烂，避免食用拌菜或粗纤维较多的蔬菜，如芹菜、豆芽、韭菜等。
- ◎ **水果类**：香蕉、橘子、苹果、梨等水果均可食用，但需要去皮。
- ◎ **坚果类**：不能食用花生、杏仁、核桃等，但可以食用花生酱、芝麻酱、杏仁酪等。

◎ 消化功能障碍者可选择半流食与流食

治疗后存在进食或消化功能障碍的患者，可选择半流食和流食。半流食一般以液体食物为主，含食物残渣极少，比软食更易于消化。半流食的主食有米粥、面条、面片、馄饨等。可以将少量筋少且无肥肉的猪肉、牛肉或羊肉先炖烂再切碎，与肝泥、菜泥等拌在一起加入主食中食用，这样营养更丰富。流食多成液体状，没有食物残渣，极易消化，患者可以选择食用蛋羹和奶制品、豆浆、豆腐脑等。

由于半流食和流食含水较多，营养素供给较低，不能满足癌症患者的营养和热能需要，所以患者需要采用少食多餐的方式进食（每隔2~3小时进食一次，每天6~8次）。

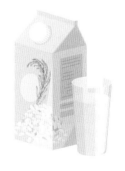

只能吃流食的患者可以选择牛奶，还可以饮用一些新鲜的去渣水果汁、蔬菜汁等。这样不仅能够增加患者食欲，还能补充蛋白质和维生素。

糖尿病与肿瘤并存，饮食怎么办 ————————→

糖尿病是以高血糖为特征的代谢性疾病。当患者的身体处于高代谢状态时，摄入的营养素不足可能会导致肿瘤进一步发展，然而大量进补又容易升高血糖，那怎么才能做到既补充能量和营养，又不升高血糖呢？

◉ 要注意肿瘤与糖尿病共存的情况

肿瘤与糖尿病二者并存的现象主要有以下三种情况。

➤ 本身患有糖尿病，后诊断出肿瘤

据统计，糖尿病患者的肿瘤发病率更高。相比普通人而言，男性糖尿病患者的肝癌发病率上升2.24倍，肾癌发病率上升1.92倍，胰腺癌发病率上升1.85倍；而女性糖尿病患者的肝癌发病率上升1.94倍，胃癌发病率上升1.61倍。有学者认为，这种情况与胰岛素抵抗、患者的肥胖体形有关。

➤ 患肿瘤后引发的糖尿病

研究显示，癌细胞可直接或间接地破坏胰岛β细胞，使胰岛素合成和分泌减少，进而促使血糖升高。《肿瘤相关性高血糖管理指南（2021年版）》中说，患者诊断出肿瘤后的2年，患糖尿病的风险会增加，患肾脏肿瘤后患糖尿病的风险将增加2倍，患肝脏肿瘤后患糖尿病的风险将增加近2倍，患胆囊肿瘤后患糖尿病的风险将增加1.79倍，患肺癌后患糖尿病的风险将增加1.74倍。

➤ 因治疗肿瘤引发高血糖

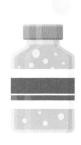

在肿瘤治疗过程中，使用紫杉醇、培美曲塞等药物时，需要用糖皮质激素来预防治疗不良反应。而糖皮质激素会减少身体对糖的利用，同时加速肝糖原生成，促使血糖升高。另外，铂类、环磷酰胺等化疗药物在杀伤肿瘤细胞的同时也会损伤胰岛β细胞，导致高血糖。

◎ 按三个层级监测血糖

当肿瘤与糖尿病并存时，血糖控制目标可以按照以下三个层级实行监测。

恶性肿瘤患者血糖控制目标分层[1]

目标分层	严格	一般	宽松
空腹或餐前血糖（毫摩/升）	4.4 ~ 6.1	6.1 ~ 7.8	7.8 ~ 10.0
餐后2小时或随机血糖（毫摩/升）	6.1 ~ 7.8	7.8 ~ 10.0	10.0 ~ 13.9
糖化血红蛋白（%）	<7.0	7.0 ~ 8.0	8.0 ~ 9.0

恶性肿瘤患者血糖控制目标[2]

病情分类	血糖控制目标		
	严格	一般	宽松
院外病情稳定带瘤生存的患者	√		
住院内科患者			
新诊断、非老年、无并发症及伴发其他疾病，降血糖治疗无低血糖风险	√		
心脑血管病高危人群，同时伴有稳定的心脑血管疾病		√	
低血糖高危人群			√
因心脑血管疾病入院			√
特殊人群			
糖皮质激素治疗		√	
放疗、化疗、靶向治疗、免疫治疗		√	
75岁以上老年人			√
精神或智力障碍			√
胃肠内或胃肠外营养			√
住院外科患者			
择期手术（术前、术中、术后）			
精细手术（如整形）	√		
大、中、小手术		√	
器官移植手术		√	
急诊手术（术中、术后）			
精细手术（如眼科）	√		
大、中、小手术			√
器官移植手术		√	
重症监护病房			
外科重症监护病房		√	
内科重症监护病房			√

---

①②表格来自《肿瘤相关性高血糖管理指南（2021年版）》

所患肿瘤的类型不同，血糖的控制目标层级是不一样的。患者可以根据自身的具体情况找到对应的目标层级，从上表中查看相应的血糖控制水平，实行日常监测和管理。不过，控制目标不是一成不变的。患者需要定期向医生反馈监测情况，由医生进行评估后，可以安全地达到更合适的血糖控制目标。

◎ 检查自己的膳食结构

患者要做到优化膳食结构，检查自己目前的膳食结构还存在哪些问题。如果是因为治疗而引起缺乏食欲，则要想办法改善食欲；如果患者本身存在偏食和挑食现象，则要积极地纠正，少吃不利于健康的食物；如果患者的进餐时间不规律，则要制定科学的进餐计划，保证每天可以定时定量进餐等。

◎ 保持高蛋白、高优质脂肪饮食

不同种类的食物所含碳水化合物、脂肪与蛋白质的量有区别。高蛋白、高优质脂肪的食物对血糖的影响比碳水化合物低，所以限制纯碳水化合物食物的数量，在同类食物中优先选择蛋白质、优质脂肪含量较高的食物，这样既可以满足营养素需求，又有利于控制血糖。

◎ 低 GI 食物适量吃，中 GI 食物限量吃

饮食控制血糖的关键是如何正确选择碳水化合物的食物来源。不少人担心主食吃不对，害怕吃过量血糖就会升得高，不吃主食又怕会低血糖。建议按照血糖生成指数（GI）和血糖负荷（GL）的高低来选择。GI 和 GL 的联合应用有助于膳食血糖管理。应用原则是：低 GI 食物适量吃，中 GI 食物限量吃，高 GI 食物少吃或不吃。

小贴士：血糖生成指数和血糖负荷

血糖生成指数（GI）：指含有 50 克碳水化合物的食物与相当量的葡萄糖相比，在一定时间内引起体内血糖变化水平的百分比值。葡萄糖的 GI 为 100，其他食物与之相比，大于 70 为高 GI 食物，处于 55 ~ 70 之间为中 GI 食物，小于 55 为低 GI 食物。

血糖负荷（GL）：用食物的 GI 值乘以每百克或每餐用份中所含可利用碳水化合物的量。大于 20 为高 GL 食物，处于 10 ~ 20 之间为中 GL 食物，小于 10 为低 GL 食物。

一般而言，谷类加工越精细，GI越高；另外，同一种谷类蒸煮的时间越长、越软烂，其GI会升高，具体可见下表。

精细谷类与全谷物血糖生成指数表

食物名称	GI	食物名称	GI
小麦面条	82	精白米饭	83
荞麦面条	59	燕麦麸	55
发芽糙米	54	玉米糁粥	52
全麦面条	37		

为防止血糖快速升高，患者不宜食用熬煮时间较长的精白米粥或烂面条，最好少吃或不吃添加糖较多的食物，如含糖饮料、甜点心等。

小贴士：不能吃甜食，可以随意吃无糖食品吗

糖尿病患者不能随意吃无糖食品。首先，大部分的无糖食品在加工时所用的食物原料是淀粉、淀粉水解物或糊精等，这些物质经过分解会产生葡萄糖，仍对血糖有不小的影响。其次，无糖食品加工常用各类甜味剂，过量食用含甜味剂的食品，有可能引起腹泻、呕吐等不良反应。

◎ 多吃白肉、瘦肉和豆类

低GI主食搭配富含蛋白质、脂肪的肉类和豆类，可降低血糖生成指数。推荐优先选择富含优质蛋白和不饱和脂肪酸的鱼虾、禽肉，富含铁元素的瘦牛肉、瘦猪肉和富含大豆蛋白、磷脂和钙的豆制品；少吃或不吃肥肉、肉皮以及加工的包装肉制品。

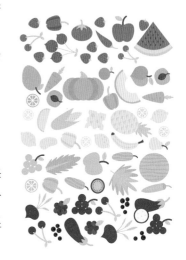

◎ 蔬菜按照彩虹法则搭配

蔬菜富含维生素和膳食纤维，建议患者按照彩虹法则选择五颜六色的蔬菜，如红色的西红柿、绿色的西蓝花、紫色的紫甘蓝、黑色的木耳、白色的卷心菜、橙色的胡萝卜等。同时建议根据自身血糖控制情况，适量吃水果。

◎ 选用不饱和脂肪酸含量高的植物油

除了肉蛋奶、鱼虾、豆制品以及坚果里含有的脂肪，烹调油能更直接地提供脂肪。因此，在做菜的时候，最好选用不饱和脂肪酸含量高的植物油，如橄榄油、亚麻籽油、葵花籽油、玉米油、芝麻油，每日烹调油量控制在20~25克。糖尿病肿瘤患者尽量避免食用猪油、牛油、羊油、黄油和奶油。

◎ 调味品也不能多吃

腌制品在制作过程中会添加大量盐分，而摄入过多的盐分会导致糖尿病患者血压升高，损伤血管。因此，糖尿病患者要少吃腌制食品，如因食欲不佳，想吃点榨菜或泡菜，最好用温水涮一涮再吃。建议每日烹调用盐控制在5克以内，其他含盐多的调味品，使用时需要考虑它们与盐的换算量。

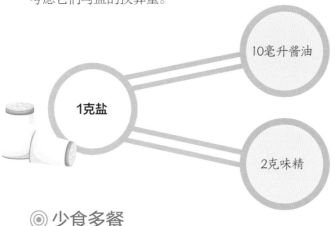

◎ 少食多餐

在进食量稳定的前提下，患者可在正餐时少吃一些主食，然后在两餐之间进行加餐，如正餐时少吃50克米饭，加餐时可以吃4片不含糖的苏打饼干、1片全麦吐司或100毫升无糖酸奶。这种少食多餐的膳食模式可以减少胰腺的负担，有效防止血糖在短时间内出现升高的情况，对病情可以起到一定的控制作用。同时，少食多餐能够帮助患者合理控制每餐的热量。当摄入的热量减少时，胰腺的总负担降低，进而可以积极分泌胰岛素，满足机体对胰岛素的需求。

高尿酸血症肿瘤患者怎么吃

肿瘤会导致高尿酸血症，这主要与肿瘤增殖迅速、肿瘤负荷较大、肿瘤细胞对化疗药物敏感及肾功能不全等因素有关。对某些高度恶性淋巴瘤、高白细胞性白血病的患者进行化疗时，细胞毒性药物进入体内，作用于癌细胞并使其大量崩解，大量细胞代谢产物迅速进入血液循环，因此导致了高尿酸血症。减少体内尿酸的生成、促进尿酸的排泄、保证蛋白质供给充足，是高尿酸血症肿瘤患者的主要营养干预原则。

小贴士：高尿酸血症的诊断标准

1. 男性血尿酸大于420微摩/升、女性大于358微摩/升；

2. 有痛风结石；

3. 关节液内找到了尿酸钠结晶或组织内有尿酸钠沉积；

4. 有两次以上痛风发作；

5. 有典型的关节炎发作（突然发病，夜剧昼缓，局限于下肢远端）；

6. 用秋水仙碱治疗，48小时内能够缓解症状。

如上述标准有两项符合，即可诊断为高尿酸血症，即痛风。

◎ 低嘌呤饮食

为了控制体内血尿酸水平，预防痛风发作，高尿酸血症肿瘤患者要避免食用高嘌呤食物，因为人从饮食中摄入的嘌呤和人体自身代谢生成的嘌呤，会以尿酸的形式通过肾脏排出。一般人每天膳食的嘌呤摄入量为600~1000毫克，而高尿酸血症肿瘤患者需要长期控制嘌呤的摄入，尤其是在疾病急性期更要避免嘌呤较高的食物，每天膳食的嘌呤摄入量需要控制在150毫克以内。每天要多饮水，推荐食用低或极低嘌呤食物，少食中嘌呤食物，禁食高嘌呤食物。

低嘌呤食物（每100克可食部分嘌呤含量<50毫克）

类别	品种
谷类	大米、玉米、面粉、小麦、荞麦、面包、面条、薏米、通心粉、馒头、芋头、红薯等
蔬菜类	白菜、卷心菜、芥菜、芹菜、空心菜、芥蓝、胡萝卜、黄瓜、茄子、莴苣、西葫芦、西红柿、甘蓝、萝卜、洋葱、葱、生姜、大蒜等
水果类	橙子、橘子、梨、苹果、桃、西瓜、香蕉、哈密瓜等
干果类	核桃、杏仁、葡萄干、栗子、葵花籽等
乳类	鲜奶、奶酪、酸奶、奶粉等
蛋类	鸡蛋、鸭蛋等
其他	海参、海蜇、海藻、猪血、枸杞、木耳、红枣等

表格来自《中国营养科学全书（第2版）》下册

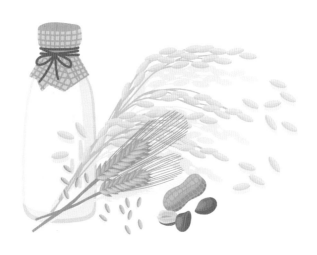

◎ 低脂饮食，保证碳水化合物的摄入

脂肪会减少尿酸排泄，因此高尿酸血症肿瘤患者需要低脂饮食。患者在日常饮食中，可以选择蒸、煮、炖、卤、煲、焯等用油少的烹调方法。碳水化合物可以增加尿酸排泄，有抗生酮作用，是高尿酸血症肿瘤患者的主要能量来源。

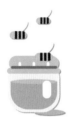

蜂蜜含较多果糖，而果糖会增加痛风风险，痛风患者应减少摄入。

◎ 保证B族维生素和维生素C的摄入

各种维生素，尤其是B族维生素和维生素C，能促进组织内尿酸盐的溶解和清除。患者在日常饮食中，可以多吃蔬菜、水果来补充维生素。对患者来说，每天摄入充足的水分有利于体内尿酸的排泄。推荐高尿酸血症肿瘤患者每日饮水量在2000毫升以上，即8~10杯水，建议以白开水、淡茶水、矿泉水为主。

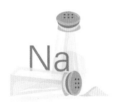

痛风患者易患高血压、高脂血症和肾病，需要限制钠盐的摄入，每天的摄入量要控制在2~5克。

◎ 每天摄入50~70克蛋白质

建议高尿酸血症肿瘤患者每天摄入50~70克蛋白质，并选用优质蛋白食物，如奶类、干酪、鸡蛋等。患者也可以食用适量的肉、鱼、禽，但要注意在烹饪肉类时煮沸弃汤，以去除部分嘌呤。除此之外，患者应当定期去医院复查血红蛋白含量，再根据实际情况调整蛋白质的摄入量。

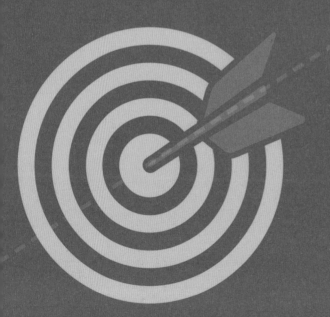

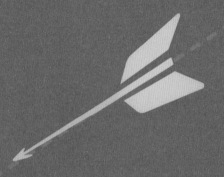

第四章

减少治疗副作用怎么吃

随着医学的进步，癌症的治疗手段变得多样化，然而治疗会引发一些副作用，如癌症患者在治疗期间可能会出现食欲缺乏甚至恶心呕吐、吞咽困难、便秘、腹泻等消化系统症状，也可能出现贫血、白细胞减少、心情抑郁等机体内环境异常，还可能出现心脏功能下降从而导致心悸、胸闷等症状。那么，如何减少癌症治疗过程中出现的副作用呢？除医生给予规范的预防用药及对症处理外，患者也可以通过饮食调理来减少治疗副作用。

食欲缺乏

据不完全统计，在新诊断的癌症患者中约有一半的人会出现食欲缺乏的情况，而食欲变差又会导致患者营养缺失，进而影响疾病的治疗及患者的生存率。"没有食欲怎么办？""化疗过程中不想吃饭怎么办？""吃不下饭要怎么调理？"这是很多癌症患者及其家属十分关心的问题。

◉ 患者食欲变差的5个原因

◎癌细胞会"抢能量"。癌细胞在不断分裂增殖的过程中会过分消耗人体的营养和大量能量，易引起体内多种营养素的缺乏，如锌、铁、维生素D、维生素C等，进而导致患者食欲变差。

◎肿瘤组织会引起人体代谢异常。肿瘤组织会向血液中释放引起厌食的活性物质，如肿瘤坏死因子，引起人体代谢异常。

◎肿瘤本身及肿瘤引起的相关不良症状。比如，消化道肿瘤易导致上消化道梗阻、肠梗阻等，会引起胃肠道功能紊乱；因肿瘤引起的疼痛、呼吸困难等不良症状也会使患者食欲下降。

◎各种抗肿瘤治疗造成的饮食障碍。比如化疗、靶向治疗会引起患者味觉的变化，进而导致患者进食时不能感受到食物的正常味道，且放化疗还会损伤胃肠黏膜，影响消化功能，引起食欲缺乏。

◎心理因素。患者在得知自己得癌的那一瞬间往往会出现不同程度的焦虑、恐惧、抑郁等多种负面情绪。患者在治疗过程中会产生不适，或疾病引起痛苦时对当时的食物产生了条件反射性的厌恶，从而出现了食欲缺乏，即习得性厌食。

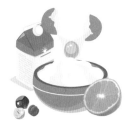

患者家属不妨准备一些有营养的"零食"，可以是牛奶、鸡蛋、坚果和水果等。

◉ 不强迫多吃，少食多餐

食欲缺乏的患者在看见饭菜时往往会觉得有压力，如果每天固定到点吃饭、强制一餐多吃，不仅会增加胃的压力，还可能会进一步减少食欲，甚至会让患者一想到吃饭就开始感到厌恶、烦躁。所以，推荐患者少量多次地进食，即每天吃五六餐，或者每隔两三个小时就吃一点东西。

◎ 吃不下东西就喝下去

人没有食欲的时候是吃不下东西的。尤其是癌症患者在治疗后会感到疲劳，吃固体的饭菜对他们来说显得相对困难。这个时候可以选择更容易的方式——喝食物。

除了医生配的肠内营养液，家属也可以自己做营养丰富的流质饮食。当患者吃不下固体、硬质食物时，家属可以使用搅拌机将食物打成食糜，方便患者喝下去。这样既保证了营养，也缩短了胃"研磨搅拌消化食物"这个会让患者感到不适的过程。

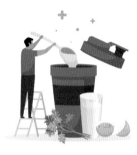

把煮好的五谷杂粮、蔬菜、牛奶或豆奶搅拌在一起，就做成了一杯营养丰富的奶昔，适合食欲缺乏的患者。

◎ 想吃什么就吃什么

大部分患者会在患癌后变得这也不敢吃那也不敢吃，一味地追求清淡；家属也会过分关注、监督和管控。这甚至会让患者都不敢说出自己想吃的东西，于是出现"想吃的东西不敢吃，能吃的东西不想吃"的情况，患者失去吃饭的兴趣、食欲下降。其实，癌症的忌口要求并没有那么高，一般根据癌症种类、病理类型和患者的个体特点来定。总之，本着一个原则：除去已知能确切影响病情的食物，患者想吃什么就可以吃什么。

◎ 增香增色，刺激多重感官

接受放化疗的患者可能会出现味觉异常，吃食物的时候会尝到一些异味，如泥土味、金属味等，这也会影响到患者的正常饮食过程。这个时候，家属可以使用一些调味料来改变食材的风味。

◎酸味食物可以刺激唾液的分泌，加强人体的消化能力，进而让人产生饥饿、想吃东西的欲望。

◎辣味可以刺激口腔神经末梢从而促进唾液分泌，同时辣椒素可以让人感到兴奋，进而提高食欲。

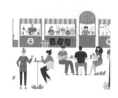

和家人一起吃饭，看到别人吃到美食时酣畅开心的表情，患者食欲也会提高。

吞咽困难

吞咽困难是指食物从口腔至胃贲门运输过程中受阻而产生咽部、胸骨后、食管部位的梗阻停滞感觉。肿瘤或肿瘤治疗过程都有可能导致这种情况，几乎所有头颈部肿瘤患者都存在吞咽困难，其他部位肿瘤转移到颈部时也会导致吞咽困难。

◎ 进行饮食评估

临床上，当一位癌症患者出现吞咽困难时，营养科医生通常会对患者进行饮食评估。尚能摄入软食、半流质食物、流质食物的患者，可以在医生的指导下选择合适的食物，根据患者摄入食物的量，通过相关营养制剂补足缺少的部分；液体都吞咽不了的患者，建议选择合适的途径，如放置鼻胃管或选择胃造瘘；还有一些患者，无法放置营养管或耐受不了造瘘，可以选择肠外营养，也就是静脉输注营养液。

◎ 适量摄入流质类食物

吞咽困难的患者往往不能正常摄入固态、硬质食物，通常是吃一些软食、半流质和流质类食物。软食是指软而烂的食物，食物烹调时要尽量切碎、炖烂，容易咀嚼和消化。半流食是一种比软食更易消化、比流食更有营养，外观呈半流体状态、与液体混合后呈糊状的食物。流食是一种极易消化、呈流体状态的食物，根据不同需要可分为清流食和普通流食等。

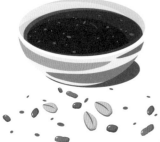

流质类食物的营养较低，患者需要适当补充营养制剂，保证营养均衡、充足。

流质类食物

清流食	稀米汤	稀藕粉	去油鱼汤	米菜汤
普通流食	鸡蛋羹	豆腐脑	南瓜稀米糊	土豆泥
半流质食物	烂面条	馄饨	粥	豆腐
软食	软米饭	馒头	鱼丸	土豆块

◉ 如何用食物制作匀浆膳

匀浆膳是用日常食物配制的一种营养均衡的液体状食物，适合食管癌及头颈癌术后、放疗等各种原因导致吞咽困难的患者。匀浆膳中的食物易于患者消化吸收，营养成分也与日常饮食相似，对胃肠道无刺激性。同时，匀浆膳含有膳食纤维，长期食用还可预防便秘。

食谱推荐：匀浆膳

◎**原料：** 大米30克，小米15克，红豆5克，煮熟的鸡蛋1个，去骨鸡腿肉或猪肉50克，叶菜类蔬菜100克（可选菠菜、青菜），植物油15克（可选山茶油、橄榄油和亚麻籽油），盐2克。

◎**制作及食用方法：** 所有食物煮熟后放入料理机中，加入500毫升温水，高速搅拌制成匀浆膳，分两餐食用。

◎**能量：** 热量约500千卡，含蛋白质20克。

◉ 病情严重可选择肠内营养制剂

当流质饮食、半流质饮食和匀浆膳提供的营养不充分、不能满足机体需求时，可选择肠内营养制剂，用特殊医学用途配方食品来补充能量，维持机体代谢。需要注意的是，吞咽困难的患者容易营养不良，需要定期到营养科门诊检查。医生需评估患者的吞咽情况、营养状况，根据患者的需求，制订个性化的营养方案。

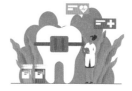

吞咽困难的患者要注重保持口腔、食管清洁，避免口腔黏膜的损伤。

➥ 恶心呕吐

恶心呕吐是癌症治疗过程中极为常见的不良反应，尤其多见于化疗。患者出现恶心呕吐的原因之一，就是化疗药物直接刺激了人体的胃肠道黏膜、损害了胃肠道细胞，或间接通过化学感受器引起呕吐反射，从而使患者不可控制地恶心呕吐。

◎ 警惕低钾血症

虽然恶心呕吐是很常见的副作用，但是当患者说不想吃东西、吃啥吐啥，甚至出现疲劳乏力的时候，家属一定要提高警惕，及时咨询医生。这是因为恶心呕吐再加没有进食很容易造成人体内部电解质紊乱，尤其是容易引起低钾血症。严重的低钾血症可能会让患者随时出现心跳骤停的情况。

◎ 留意呕吐物，警惕消化道损伤

这里要提醒家属，在患者呕吐之后要注意观察呕吐物的性质、颜色，如发现褐色、血性的成分一定要立即告知医生，因为严重的呕吐症状可能会损伤消化道黏膜从而导致消化道出血。目前，化疗导致恶心呕吐的机制逐渐被人们了解，临床上应对的措施也得到了很大的改善，患者和家属不必过分担心，避免因为情绪因素而诱发恶心呕吐的症状。

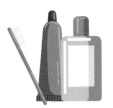

患者呕吐后一定要做好口腔清洁，减少异味，这样能够缓解呕吐后的不适感。

◎ 饮食要高蛋白、低脂肪、易消化

家属可以准备一些高蛋白、低脂肪、易消化的食物，鼓励患者少食多餐，避免一次进食过饱及饭后平躺，同时保证患者每日摄入充足的水分。如果患者恶心感比较明显，还可以吃一些偏酸的食物，如柠檬、话梅、山楂等；如果患者呕吐得比较厉害，则要先停止正在食用的所有食物，待呕吐缓解后再缓慢进食一些流质食物，如米汤、稀藕粉等，然后再考虑进食其他食物。

◎ 建立"食物档案"

　　因为个体差异，诱发患者恶心呕吐的食物可能不一样。患者如果能够建立自己的"食物档案"，记录会引起恶心呕吐的食物，这样就可以避免在后续治疗期间再次接触同种食物，从而减少患者恶心呕吐发作的概率。通常，口味清淡的食物相比高油脂、味道重的食物更容易被患者接受。但也要注意因人而异，最好还是根据患者自己的情况选择适合的食物，并做好"食物档案"。

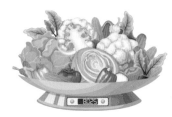

口味清淡的饮食是指在做菜的时候注重烹饪调料的用量，而不是指滴肉不沾，用小米粥配水煮菜等。

◎ 中医疗法能够降逆止呕

　　在日常饮食中，患者配合使用一些中医的治疗方法，能更好地缓解恶心呕吐。

针刺、艾灸、按摩内关、中脘、足三里等穴位，能起到健脾和胃、消食导滞、降逆止呕的作用。

用健脾理气、降逆止呕的中药煮水或者泡茶饮用，如陈皮、半夏、丁香、竹茹、旋覆花等。患者最好在中医师的指导下使用。

家属可以直接让患者含一片生姜，也能够起到很好的温胃止呕作用，并能消除恶心感。

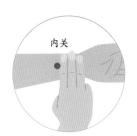

微屈腕握拳，从腕横纹向上3横指，两条索状筋之间处即内关。

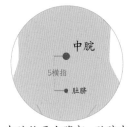

中脘位于上腹部，肚脐中央向上5横指处。

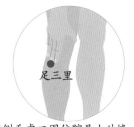

同侧手虎口围住髌骨上外缘，余四指向下，中指指尖处为足三里。

便秘

便秘是指排便次数少、排便困难费力，粪便干结、量少或排空不畅。便秘在癌症患者中的发生率约为15%，在老年癌症患者和晚期癌症患者中，发生率高达50%。便秘症状常常伴随着肠道蠕动减慢、肠道功能紊乱，影响患者的营养情况。

◎ 癌症患者便秘的原因

◎ **肿瘤因素**：肿瘤是消耗性疾病，伴随的营养不良会导致患者排便功能减退。此外，消化道肿瘤造成的梗阻也会导致便秘。

◎ **药物因素**：肿瘤治疗药物如长春新碱，对症处理药物如止吐药和止泻药，导致胃肠道功能紊乱，引起便秘。

◎ **生理因素**：老年癌症患者，随年龄增加，肌肉收缩力下降，机体对排便反射的敏感性下降。

◎ **饮食因素**：癌症患者家属为了患者可以早日康复，通常给予的是高蛋白质、低膳食纤维的饮食。但过于精细的饮食对肠道蠕动作用的刺激会减弱，不利于患者排便。

◎ **心理因素**：癌症病程长、治疗费用高，患者常出现紧张、焦虑、恐惧的心理，导致便秘。

◎ **环境因素**：住院患者对环境的陌生感也会影响排便。

◎ **活动因素**：癌症患者常常疲乏无力，不愿意或者不能下床走动，卧床时间长，活动量减少使得胃肠蠕动减慢，导致便秘。

◎ 改正不良的饮食习惯

如果患者有暴饮暴食或不吃早饭等不良饮食习惯，要及时改正。饮食应在保证易于消化的前提下，采用粗细粮搭配的原则。鼓励患者多进食叶菜类蔬菜、新鲜水果等。如果消化道情况允许，建议食用整果，减少果汁的摄入。

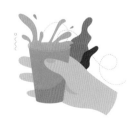

如果患者是因肿瘤导致的痉挛性或梗阻性便秘，就要避免摄入膳食纤维，多饮水。

◉ 摄入膳食纤维，促进排便通畅

膳食纤维在胃肠道中可吸收水分，刺激肠道蠕动，有助于排便。成人每天膳食纤维的摄入量推荐标准为30克，富含膳食纤维的食物有蔬菜、水果、全谷物等。

◉ 水是肠道的"保护神"

水不仅是生命之源，更是肠道的"保护神"，白开水是患者的最佳饮品。患者可以通过尿液颜色判断饮水量是否合适，正常尿液颜色是略带黄色或白色透明的；当机体缺水时，尿液的颜色会逐渐加深。晨起空腹喝水，可以加强便意。

◉ 巧用益生菌，改善肠道菌群

患者可以在日常饮食中添加益生菌，改善肠道菌群。除了在医生的指导下直接使用益生菌制剂，患者也可以选择每日饮用1~2杯酸奶。选择酸奶的时候，尽量选择益生菌浓度高的、种类丰富的、额外添加糖少的。

◉ 适量运动，降低体脂

患者要制订具体的锻炼计划，进行适量运动，如散步、打太极拳等。卧床患者也要在床上进行肢体活动，家属可以在医生的指导下为患者按摩腹部，帮助患者进行腹部及盆底肌的肌肉锻炼。最好能够结合有氧运动和抗阻运动，减少体脂含量，增加肌肉含量。患者还可以通过温水刺激双脚，促进血液循环，进而促进肠蠕动。建议患者每晚睡前泡脚30分钟，水温40℃左右，水位高于脚踝。

建议患者不要抑制便意，养成及时排便的习惯，并训练定时排便。

腹泻

很多癌症患者认为腹泻是一件很常见的事，不需要额外处理，这个想法其实是错误的。轻度腹泻不仅会影响患者的生活质量，还会影响癌症治疗的效果；严重腹泻则会导致脱水、电解质紊乱，甚至休克等危及患者生命的情况。

◎ 找到病因是关键

想要治疗癌症患者的腹泻症状，首先要尽可能找出腹泻原因。肠癌患者切除部分肠管，放疗带来的放射性直肠炎，化疗药物对胃肠道的异常刺激，免疫力低下并发的肠道感染，饮食不当，等等，这些都会导致患者出现腹泻症状。待病因去除后，腹泻便会慢慢缓解。

患者在腹泻的时候，可以服用蒙脱石散、黄连素等止泻药，适当口服补液盐或输液、补充维生素，预防和缓解机体脱水、电解质失衡等情况。

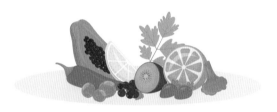

◎ 注意保持肛门及周围皮肤清洁

患者要注意保持肛门及周围皮肤的清洁、干燥。长时间的腹泻往往会造成肛门或肛门周围皮肤的损害，出现潮红、糜烂、溃疡等局部症状，并伴随疼痛。因此，患者要定期清洗肛门及周围皮肤，避免出现进一步感染发炎的症状。排便后最好用柔软的湿巾清洁，不要用力擦拭，也可以选择在便后温水坐浴。将坐浴盆平稳放置在坐便器上，向盆内倒入1000毫升烧开后凉至42℃左右的温水，以手背试水不感到烫为宜，一般坐浴不超过15分钟。在局部皮肤涂抹护肤乳或油膏，同样可以缓解不适。

◎ 饮食少刺激，注意补水

选择刺激性小的食物，过冷、过热、过辣、过甜、过油等刺激性大的食物可能会加重目前的腹泻症状，要避免食用。

减少高膳食纤维食物的摄入，如麦片、糙米、全麦面包及含膳食纤维多的蔬果等。

选择易消化的食物，并做到细嚼慢咽，这有助于胃肠道的吸收。

要补充足够的水，白开水、米汤、清汤、稀饭等都可以，以此来补充体内因腹泻带走的水分。

有的患者腹泻与乳糖不耐受有关，这个时候就需要减少含乳糖食物的摄入，如牛奶和各种奶制品。

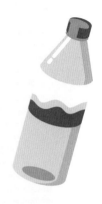

◎ 中医药可辅助治疗腹泻

中医认为，腹泻的病位主要在脾、胃、肠，也会涉及肝和肾。临床辨证时，将其分为寒湿泄泻、湿热泄泻、伤食泄泻、脾虚泄泻、肾虚泄泻、肝郁泄泻等多种证型，而癌症治疗中患者所出现的腹泻多为伤食泄泻、脾虚泄泻、肝郁泄泻。

◎ **伤食泄泻**：因患者胃肠功能下降或食用不易消化的食物导致，常伴有胃胀、腹胀、食欲缺乏、口气重、反酸等症状。患者可以服用中成药保和丸帮助消食、消除胃胀气，也可以用山楂、麦芽泡水喝。

◎ **脾虚泄泻**：癌细胞本就大量消耗人体的能量和营养，导致患者气血两虚；各种治疗手段进一步"损害"人体脾胃，使胃肠功能减退，不能正常地消化吸收食物，从而出现腹泻症状。针对这类患者，也有现成的中成药可以服用，如参苓白术散、六君子汤等，可以益气健脾、化湿止泻。平时还可以多食用莲子、芡实、山药等食物，或用陈皮、薏米、甘草、茯苓、黄芪等泡水喝。

◎ **肝郁泄泻**：患者在得知自己患病后往往会有情绪上的压力，再加上治疗相关的副作用带来的痛苦，患者可能会过度烦躁恼怒、抑郁难舒。这些都会导致肝气郁结，抑制脾胃的功能，从而导致腹泻。这个时候患者需要家人的陪伴、支持和开导，以建立战胜疾病的信心。同时患者还可以服用中成药逍遥丸、柴胡疏肝散等来疏肝解郁。

➤ 烧心

烧心又称"胃灼热"，是指在剑突或胸骨后反复发作的一种烧灼感或发热感，有时是烧灼样疼痛。剑突或胸骨后也就是人们常说的"心窝"的位置，烧心就是好像有一团火在心窝燃烧，主要是因为胃里的食物和胃酸"跑"到了食管里，刺激了食管内膜，从而引起反酸、烧心等症状。烧心感多在餐后出现，尤其是在饱餐后、躯体前屈、卧位或用力屏气时症状会加重。

◎ 引发烧心的4个原因

◎**肿瘤因素**：上消化道肿瘤，如食管癌和胃癌会导致烧心症状。

◎**药物因素**：抗肿瘤治疗如放化疗会导致烧心；对症治疗放、化疗副作用的药物，如非甾体类药物等导致食管下段括约肌松弛，同样会导致烧心。

◎**饮食因素**：进食过快或过多、暴饮暴食等不良饮食习惯导致胃酸分泌增多。

◎**精神因素**：精神也是导致烧心症状的重要因素，包括敏感、焦虑以及长期情绪紧张状态。

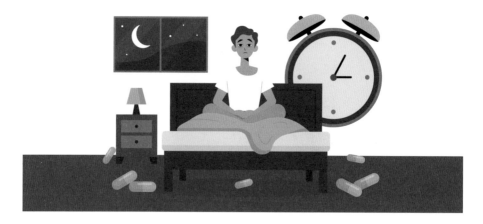

烧心症状严重可能会影响患者的睡眠，甚至会导致长期失眠，从而加剧抑郁、焦虑等心理问题。这种情况下，建议患者同步进行相关的心理咨询，调节心情。

◎ 低脂、低盐、高蛋白饮食

患者出现烧心症状后，首先要排除疾病及药物的影响，然后予以饮食营养方面的改善，饮食原则是：以低脂、低盐、高蛋白为主，保证充足的膳食纤维、维生素和矿物质摄入。具体包括以下几个方面。

◎ **少吃多餐**：每日5~6餐，避免暴饮暴食；睡前2小时不宜进食，饭后不要立即卧床。

◎ **减少脂肪摄入**：食物中脂肪含量过高易促进胆囊收缩素和胃泌素分泌增多，降低食管下端括约肌的压力。

◎ **增加蛋白质摄入**：蛋白质可使食管下端括约肌压力增加，所以要适当增加一些富含蛋白质的食物，如瘦肉、牛奶、豆制品、鸡蛋等，每天此类食物摄入总量100~200克。

◎ **增加高膳食纤维食物的摄入量**：可保持大便通畅。

◎ **忌烟酒，少用刺激性食物**：如巧克力、浓茶、辣椒等。

◎ **患者要保持心情舒畅**：增加适宜的体育锻炼，但要尽量减少增加腹内压的活动，如过度弯腰、穿紧身衣裤、扎紧腰带等。

◎ **如需药物干预，应在医生指导下用药**：如口服抑酸剂、磷酸铝凝胶等。

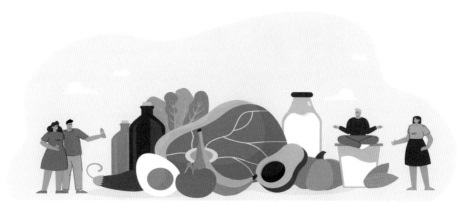

出现烧心症状后，患者可以食用一些保护胃黏膜类的食物，如牛奶、面食、苹果、香蕉等。这些食物可以保护胃黏膜，减轻胃酸对胃黏膜的刺激，一定程度上改善烧心的症状。

心悸

心悸就是人们通常所说的心慌。心慌是一种主观感觉,主要是指心脏跳动时的不适感(在安静的状态下,人能明显感受到心脏跳动)或心慌感。心悸时会觉得心跳快或心跳慢、心脏搏动有力,另外有时可能会伴有胸口不适、头晕、气喘等症状。

◉ 肿瘤消耗带来的副作用会引起心悸

◎ **贫血**:由于肿瘤消耗,肿瘤病灶的慢性失血、骨髓抑制、骨髓转移等会引起贫血。贫血会引起机体缺氧,导致心悸。

◎ **心包积液**:肿瘤侵犯心包,产生心包积液,造成心脏搏动受限,每搏输出量减少,即心脏跳动的空间变小了。每跳一次血液的射出量变小了,就容易引起心悸。

◎ **呼吸困难**:由于呼吸系统原发肿瘤或转移肿瘤造成的呼吸困难或肺功能减退,会导致机体组织缺氧,从而出现心悸。

◎ **体质差,活动耐受性下降**:由于肿瘤消耗营养,患者身体虚弱,甚至出现恶液(病)质,这是晚期肿瘤的一种常见并发症,使患者活动耐受性下降,活动量增加时容易出现心悸。

◎ **抗肿瘤治疗引起的心脏毒性**[①]:胸部放疗、蒽环类药物等均有可能引起心脏毒性,进而导致心悸。靶向治疗、免疫治疗这些新的治疗方案,在以癌细胞或免疫细胞为靶点的同时,也同样作用于正常的心肌细胞,从而对心脏产生影响。

◎ **心理因素**:肿瘤晚期带来的疼痛、精神焦虑、恐慌等均可引起患者心悸。

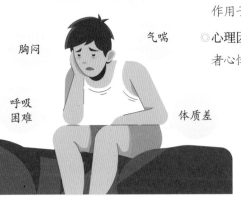

贫血　头晕

气喘

胸闷

呼吸困难

体质差

肿瘤带来的副作用可能会让患者感到胸闷、头晕、气喘等。此时要避免焦虑,尽量放松心态进行相应的治疗,这样更有利于身体恢复。

---

①心脏毒性是指某些药物或治疗会对心肌产生一些损害,例如引起心律失常、心脏射血分数减少等不良反应。

◎ **原料**：枸杞15克，香米100克，去骨鸡腿肉50克，盐少许。

◎ **做法**：枸杞洗净。香米用清水浸泡约半小时，备用。鸡肉洗净，剁成肉泥，加少许盐腌制，备用。将枸杞、香米一同放入砂锅内，加水大火烧沸后，改小火慢熬约1.5小时。将鸡肉泥倒入粥中，改大火熬煮5~10分钟。

◎ **作用**：热枸杞可以补血安神。枸杞多糖具有增强免疫力、保肝、降血脂、降血糖的作用，对造血功能也有一定的促进作用。

◉ 营养充足可以缓解心悸症状

患者在均衡饮食的前提下，宜选择一些较有营养价值的食物，如粗细搭配的主食，丰富的肉蛋奶鱼，足量且种类丰富的蔬菜。同时也要注意，烹调出来的食物要易消化和吸收，注意摄入维生素含量较丰富的新鲜水果和蔬菜，如猕猴桃、草莓、葡萄、胡萝卜等。此外，每天摄入1500~2000毫升的白开水，有助患者身体代谢，促进患者体内的药物分解产物更有效地通过肾脏排出体外，减少对身体其他器官的损害。

◉ 不熬夜，不紧张，能改善病情

患者平时要多休息，避免熬夜，并进行适量的户外运动。患者对病情要尽量保持平和放松的心态，不要过于紧张和焦虑。负面情绪对改善患者的病情是不利的。如果患者难以通过自我调整来缓解焦虑的情绪，那就需要求助专业的心理医生。

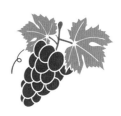

贫血

贫血是指人体外周血红细胞容量减少，即单位容积内血红蛋白（HGB）、红细胞（RBC）计数及（或）红细胞比容（HCT）低于正常参考值下限。贫血会导致血液输送的营养变少，进而导致患者自身的抗癌能力降低，促使癌细胞的基因表达发生改变，增加癌细胞的侵袭性。对于不同原因引起的肿瘤相关性贫血，要采取相对应的方法进行治疗，如输血或注射重组人促红细胞生成素。除此之外，营养也是治疗贫血的一个非常重要的方面。

No.	项目	中文名称	结果	单位	参考值	No.	项目	中文名称	结果	单位	参考值
1	WBC	白细胞计数	11.6	↑10^9/L	3.9-10.0	17	MCV	平均红细胞体积	76.30	↓ fL	80.00-100.0
2	LY#	淋巴细胞计数	2.27	10^9/L	0.08-4.00	18	MCH	平均红细胞血红蛋白含量	23.70	↓ Pg	27.00-35.00
3	MO#	单核细胞计数	0.55	10^9/L	0.08-0.90	19	MCHC	平均血红蛋白浓度	310	↓ g/L	320-360
4	NE#	中性粒细胞计数	8.55	↑10^9/L	2.00-8.00	20	RDW	红细胞分布宽度	15.8	↓	11.5-14.5
5	EO#	嗜酸细胞计数	0.05	10^9/L	0.00-0.50	21	PLT	血小板计数	426	↑ 10^9/L	100-300
6	BA#	嗜碱性粒细胞计数	0.04	10^9/L	0.00-0.20	22	PCT	血小板压积	0.41	↑ l/l	0.108-0.272
7	LUC#	大未染色细胞计数	0.14	10^9/L	0.00-0.40	23	MPV	平均血小板体积	9.6	fL	6.0-14.0
8	LY%	淋巴细胞	19.60	↓ %	20.00-40.00	24	PDW	血小板分布宽度	55.7		25-65
9	MO%	单核细胞	4.70	%	3.00-8.00						
10	NE%	中性粒细胞	73.80	%	40.00-75.00						
11	EO%	嗜酸细胞	0.40	%	0.00-5.00						
12	BA%	嗜碱性粒细胞	0.30	%	0.00-2.00						
13	LUC%	大未染色细胞	1.20	%	0.00-4.00						
14	RBC	红细胞计数	4.88	10^12/	3.50-5.50						
15	HGB	血红蛋白	115	g/L	110-160						
16	HCT	红细胞比容	0.37		0.35-0.58						

肿瘤相关性贫血是指在肿瘤的发展及治疗过程中发生的贫血。肿瘤相关性贫血通常从轻度到重度，可以根据血红蛋白的值来诊断。

肿瘤贫血严重程度分级（中国标准）

血红蛋白（克/升）

0级贫血 （正常）	I级贫血 （轻度）	II级贫血 （中度）	III级贫血 （重度）	IV级贫血 （极重度）
正常值	90~正常值	60~90	30~60	小于30
无症状	症状轻微	活动后气促、心悸	休息时仍气促、心悸	常并发贫血性心脏病

正常男性血红蛋白大于120克/升，女性血红蛋白大于110克/升

◎ 癌症患者贫血发生率较高

随着肿瘤分期的增高以及抗肿瘤治疗的进行，癌症患者贫血的发生率逐渐升高。贫血通常会使肿瘤患者出现疲劳、头晕、无精神等症状。轻度、中度、重度贫血对患者的生活质量、体能、身体状况均有影响。而且长期贫血引起的缺氧还会降低放化疗的耐受性，导致治疗推迟，甚至治疗中断，严重影响肿瘤患者的治疗效果，最终影响患者的生存期。

◎ 癌症患者贫血的相关因素

◎ **肿瘤因素**：肿瘤破裂、肿瘤侵犯和骨髓侵犯导致的各种急慢性出血，会让患者出现贫血症状。再如，淋巴瘤患者出现溶血会导致贫血。

◎ **肿瘤治疗的影响**：经手术治疗，如胃大部分和全胃切除手术后，患者因吸收铁、维生素B_2、叶酸的部分受损，会导致近远期贫血的发生；放化疗通常对骨髓有一定的抑制作用，大部分患者在治疗期间会出现贫血，并且在治疗结束后一段时间依然有贫血的症状出现。

◎ **营养不良性贫血**：肿瘤是一种消耗性疾病，而患者常常缺乏食欲，摄入营养不足，导致贫血。

◎ **炎症介导内源性促红细胞生成素分泌减少**：肿瘤和炎症紧密相关，肿瘤相关性炎症会释放大量炎症因子，后者抑制促红细胞生成素的生成，造血系统对患者出现贫血信号的敏感性降低。

促红细胞生成素

促红细胞生成素是一种细胞因子，可以促进骨髓中红细胞的增殖、分裂，提高外周血中红细胞的数量，缓解肿瘤导致的贫血现象。

◉ 补铁、补蛋白质

食物中的铁元素包括血红素铁和非血红素铁。血红素铁主要存在于动物性食物中，如动物血、肝、肉、鱼、禽中，吸收率较高，约为25%。非血红素铁主要存在于植物性食物中，如谷、豆、蔬菜、瓜果等，吸收率较低，一般为3%~8%。癌症患者补铁应以富含血红素铁的血制品、肝脏、肉类等动物性食品为主，同时增加蛋白质的摄入，因为蛋白质不仅是合成血红蛋白的原料，而且能够提高铁的吸收率。

常见食物铁含量及吸收率

食物	铁含量（毫克/100克）	吸收率 /%	食物	铁含量（毫克/100克）	吸收率 /%
肉类	1.5~3.8	22.8	大豆	8~13	6.9
肝脏	8~20	14.5	精白面粉	2	5.1
鱼肉	0.4~1.0	8	莴笋	0.3~1	4
鸡蛋	2.5~2.8	3	菠菜	3~5	1.3
牛奶	0.1~0.3	2.8	白菜	0.3~0.5	0.9

◉ 增加维生素C摄入

维生素C能促进植物性食物中非血红素铁的转化吸收。若进餐时摄入富含维生素C的柠檬汁、橘汁和富含铁的蔬菜，就能使人体对蔬菜铁吸收率增加2~3倍。但是维生素C极易被破坏，应减少烹调过程中的损失和保持食物新鲜。同时患者应避免摄入影响铁吸收的食物，如浓茶、咖啡、可可等。

◉ 补充维生素B$_{12}$和叶酸

巨幼红细胞贫血主要是由于人体缺乏维生素B$_{12}$或叶酸，因而该类型的贫血患者应补充维生素B$_{12}$或叶酸。另外，患者在补充维生素B$_{12}$和叶酸的同时还能促进机体对铁的吸收，能够更有效地改善贫血症状。推荐成人每日摄入叶酸的量为400微克，维生素B$_{12}$每日适宜摄入量为2.4微克。需要注意的是，叶酸不稳定，新鲜蔬菜放置一段时间后，绝大多数叶酸就已经分解了。

➤ 免疫力低下 ──────────────────→

免疫力是指机体抵抗外来细菌、病毒侵袭，维护人体内环境稳定的能力。对于癌症患者来说，免疫力低下更容易受到疾病的侵袭，提高免疫力是战胜疾病的基础。因此，无论患者采取什么方法治疗，都必须以增强自身免疫力为基础，才能有效抑制癌症，走向康复。

◉ 人体有三道免疫防线

前两道免疫防线是人类在进化过程中逐渐建立起来的天然防御功能，不针对某一种特定的病原体，对多种病原体都有防御作用。第三道防线是在出生以后逐渐建立起来的后天防御功能，只针对某一特定的病原体或异物起作用。

人体的三道免疫防线

分类	组成	功能
第一道防线	皮肤黏膜及其分泌物	阻挡和清扫异物
第二道防线	体液中的杀菌物质和吞噬细胞	溶解、吞噬和消灭病菌
第三道防线	免疫器官和免疫细胞	消灭病原体（抗原）

◉ 肿瘤本身和治疗方式都会削弱免疫力

一方面，肿瘤是慢性消耗性疾病，癌细胞要维持生长，就会抢走大量的营养物质，患者容易营养不良，导致人体免疫力下降。另一方面，患者在手术、放疗、化疗等杀伤癌细胞的治疗过程中，人体正常细胞也会受到一定的伤害，导致免疫力下降。

◉ 合理使用益生菌可以增强免疫力

肠道是人体第二大免疫系统，维持肠道微生态稳定和肠道菌群的结构对提高患者的免疫力很重要。患者可以在医生的指导下，根据自己的具体情况，选择合适的益生菌制剂，这对提高免疫力有良好的效果。

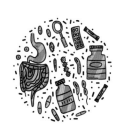

白细胞减少

　　白细胞减少意味着免疫力降低。"打"不过外界的细菌、病毒或其他病原微生物，人体很容易被入侵感染。要注意的是，饮食无法迅速地让患者的白细胞水平升高，而当癌症患者的白细胞水平低到一定程度时，继发感染的可能性就很大，任其发展可能造成非常严重的后果。所以这个时候不能一味地追求饮食调护，而一定要请示医生给予规范的治疗。

◉ "升白针"有效却让患者害怕

　　"升白针"的学名是重组人粒细胞集落刺激因子注射液，该因子是调节骨髓中粒系造血的主要细胞因子之一，具有促进粒细胞增生、预防粒细胞减少的作用，不仅可以使白细胞的数量增多，也可以使白细胞的能力增强。

　　"升白针"虽然有效又简便，但是有的患者会害怕它。因为"升白针"会刺激骨髓，不停地促进骨髓里未成熟的中性粒细胞尽快成熟、分化、增殖，并且播散到外周血液里。这会给患者带来骨痛的烦恼，就好比拔苗助长，苗还没长大，就急急地拔高它拉长它，苗当然会"疼"。

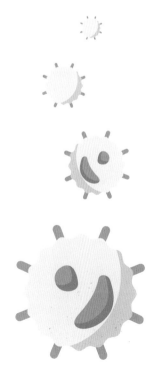

◉ 避免食用生肉、生菜、隔夜饭菜

　　白细胞水平下降的患者抵抗力比较低，要避免食用生肉、生菜、隔夜饭菜，还要注意饮食干净、卫生，以免病菌由口而入。在平时的饮食中，患者应当以高蛋白、高维生素的食物为主，如鸡蛋、牛奶、鱼虾、瘦肉等；还可以多食用红皮花生、红枣、核桃、新鲜的蔬菜等；木耳、香菇等也是提高免疫力的好选择；鸡血、鸭血、鹅血等血制品也可以帮助人体提升白细胞的数量。

白细胞水平过低的癌症患者可以在医生的指导下口服升白细胞的药物，如利可君片、鲨肝醇片、维生素 B_4 等。

◉ 适当服用中药

中药的辅助治疗也是帮助白细胞水平提高的有效手段。白细胞减少症的患者一般会有头晕、乏力、四肢酸软、失眠多梦、食欲缺乏等症状，根据这些临床特点，可以将其归属于中医气虚、血虚、脾虚、肾虚的范畴，治疗上则以补气养血、健脾助运、补肾填髓为主。

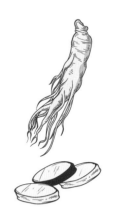

气虚为主的患者可以多食用黄芪、人参、灵芝、西洋参等。

血虚明显的人则多食用红枣、当归、桑葚、何首乌等。

脾虚厉害的患者往往气血生成不足，可以在补气补血的基础上，加用白术、甘草、山药、龙眼肉等。

肾虚的患者可以食用枸杞、冬虫夏草、韭菜籽等。

◉ 中医药提倡食用"血肉有情之品"

"血肉有情之品"指有血、有肉、有骨、有髓、有类似于人体脏腑组织结构的传统动物补益食物，如"羊肉有形之物，能补有形肌肉""有情之属填精：牛骨髓、羊骨髓、猪脊髓、鹿角胶""龟胶、人乳皆血肉有情""鹿茸壮督脉之阳、鹿霜通督脉之气、鹿胶补肾脉之血"等。

白细胞水平下降的肿瘤患者，可以食用龟板、鳖甲、鹿茸、鹿角胶、阿胶等补肾填精、生髓补血，但是要遵循循序渐进、缓补为宜、因人制宜、适量为度的原则。

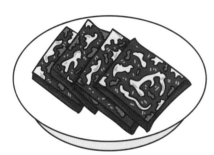

激素依赖性乳腺癌患者不能食用含雌激素较高的中药，比如阿胶。因此，在食用这些补益药（食）物之前，患者需要咨询专业的中医师。

119

心情抑郁

心情抑郁是癌症患者常见的心理障碍。相对于普通人群，癌症患者及其家属焦虑和抑郁患病率更高。有数据显示，癌症患者的抑郁发生率为20%~50%，是普通人群的2~4倍；其中，14%为轻度抑郁，18%为中度抑郁，24%为重度抑郁。

◎ 缺乏营养会导致患者心情抑郁

当人体缺乏足够的营养时，大脑就无法获得某些必需的微量元素，而这些元素对大脑产生神经递质起着至关重要的作用。这些营养物质包括不饱和脂肪酸、B族维生素、维生素D、铁、锌等。现代医学研究表明，大量缺乏神经递质容易导致抑郁症。因此，处于高消耗状态下的癌症患者，更应该注意营养的补充。

◎ 缺乏叶酸会引发精神疾病

人体缺乏叶酸，更易患一些精神疾病。缺乏严重时，人体甚至会发生神经系统损伤。当叶酸缺乏导致巨幼细胞性贫血时，人体会出现精神障碍、痴呆和定向障碍等情况。比如，癫痫患者长期服用抗癫痫药物导致叶酸含量下降时，会出现精神迟钝、情绪冷漠、精力不足等症状。因此，在日常饮食中，癌症患者在条件允许的情况下可以多摄入富含叶酸的食物，比如动物肝脏、豆类、深绿色蔬菜及水果等。

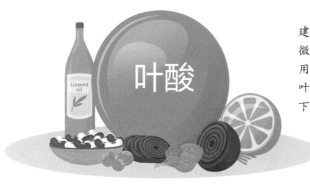

建议癌症患者每天摄入400~600微克叶酸。在日常饮食中多食用富含叶酸的食物，如果使用叶酸补充剂，需要在医生指导下进行。

◎ 吃精加工食品会损害大脑认知

美国的一项研究显示,如果一个人每天摄入的热量中有超过20%来自精加工食品,那么这个人可能更容易"变笨"。这里的"精加工食品"是指经过多重加工手续后的高油、高盐、高糖食品。对癌症患者来说,这类食品不仅有害身体健康,还会损害大脑的认知功能,加重情绪问题。

◎ 鱼类、坚果类可以帮助调节情绪

鱼类、坚果类富含不饱和脂肪酸,可以保护心脏以及大脑的健康,与调节情绪的血清素息息相关。有心理学研究表明:喜欢吃坚果的成人,性格更加乐观,精力更加旺盛,参与活动的积极性更高。

◎ 香蕉和奶制品可以让人开心

香蕉等热带水果含有丰富的B族维生素,可以很好地缓解抑郁情绪,还可以维持神经系统功能、心脏功能、消化系统功能和能量代谢功能。且香蕉内含有一种泛酸成分,可以产生让人开心的化学物质。奶制品,尤其是低脂高钙奶,含有丰富的蛋白质和钙,有助于神经递质的生成,可以缓解焦虑、抑郁等情绪,使人更容易感到快乐。

◎ 中医药疗法能够"疏肝解郁"

中医常将心情抑郁等情况归属于心、肝、胆、脾等脏腑,以肝郁气滞、心胆气虚、肝郁脾虚、心脾气血亏虚等证型最为常见。常用的方剂,如小柴胡汤、柴胡加龙骨牡蛎汤、温胆汤、安神定志丸、逍遥丸、甘麦大枣汤等,都可以很好地调理患者情绪、舒畅心情,临床疗效显著。要注意的是,具体使用方用药还是因人而异,患者需要在专业中医师的指导下使用。

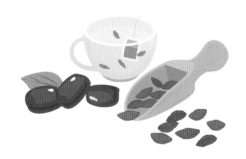

日常生活中,患者可以选用玫瑰花、菊花、陈皮、麦芽、山楂、红枣、枸杞等中药泡茶喝,疏肝解郁、理气和胃。

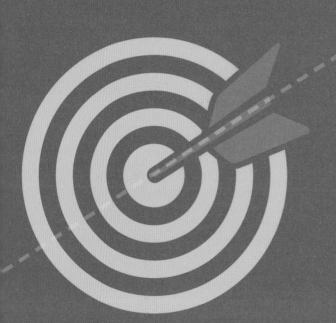

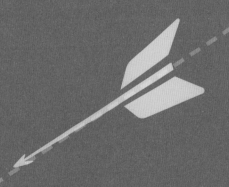

第五章

康复期防复发怎么吃

　　康复期是与肿瘤治疗期相对应的一个时期，指经过急性期的抗肿瘤治疗，如手术、化疗、放疗后，肿瘤得到有效控制，患者不需要再接受抗肿瘤治疗的时期。此时正是患者调整机体功能和身体状态的最佳时机。2020年发表于《自然》杂志的一篇文章提到，饮食调整可以起到限制肿瘤特异性营养需求的作用，进而增强抗癌药物的效果。因此，患者要充分利用康复期，通过充足均衡的营养补充，在饮食方面促进创伤的修复，降低癌症复发的风险，提高生活质量。

康复期癌症患者的饮食原则

中国癌症患者5年生存率在近十年来已从30.9%上升到40.5%，提高了将近10个百分点。国家癌症中心指出，我国癌症发病前几位都是预后较差的，比如食管癌、胃癌、肝癌等消化系统恶性肿瘤。这其实也说明营养与饮食健康在抗癌过程中是非常重要的，合理健康的膳食习惯可以帮助癌症康复者有效预防癌症复发。

◎ 康复期的重点是恢复体质

康复期饮食在原则上应该以恢复营养状况、恢复体质为主，恢复在前期治疗过程中所丢失的那些体力。科学合理的膳食可以保障患者充足的营养，但这并不是说患者现在想怎么吃就怎么吃。大部分康复期患者的身体还比较虚弱，这个时候对饮食的合理把控仍然是患者后续能够顺利恢复的关键一环。总的来说，合理膳食是指能够给机体提供种类齐全、数量充足、比例合适的能量和各种营养素，最大程度上保障人体营养需求的膳食模式。

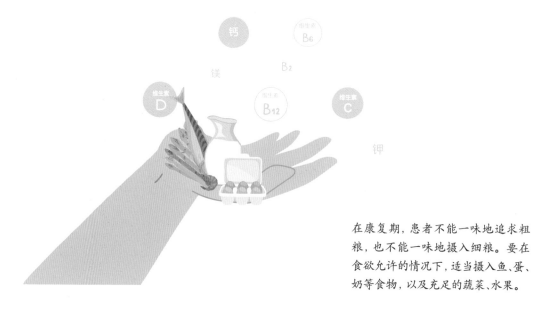

在康复期，患者不能一味地追求粗粮，也不能一味地摄入细粮。要在食欲允许的情况下，适当摄入鱼、蛋、奶等食物，以及充足的蔬菜、水果。

◎ 限制精制糖和精细粮

恶性肿瘤生长速度快、能量要求高，以葡萄糖作为供能物质，对人体内葡萄糖的摄取能力非常强。不仅如此，大量吃糖还会造成缺维生素、缺钙及缺钾等营养问题。因此，康复期患者应当限制糖类的摄入，包括常见的白糖、红糖、冰糖、蜂蜜以及果汁等，还有精米、白面等精细粮。

但是，限制并不是禁止。当患者身体比较虚弱，需要快速增加能量摄入且消化系统功能比较弱的时候，摄入精米、白面是必须的。此外，患者如果在康复期随意饮酒、摄入过量腌制食品的话，很可能会导致病症复发，加速癌细胞的扩散。

◎ 适当运动，增强肌肉力量

在合理膳食的同时，患者如果能够进行适当的运动锻炼，那么对于康复期的身体恢复是很有益处的。所谓适当锻炼，是指患者根据自己的体力状况选择不同的运动方式，一方面可以增强肌肉的力量，恢复往日的运动能力与生活能力；另一方面可以增进食欲，提高机体免疫力，帮助身体更快恢复。有研究表明，康复期的癌症患者进行规律性的运动锻炼，有利于降低各类恶性肿瘤的复发风险。

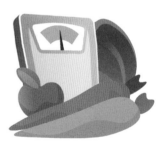

◎ 保持健康的体重

体重是评价人体营养和健康状况的重要指标。恶性肿瘤的生长大量消耗人体内的营养，加上癌症患者往往有食欲差、进食困难等问题，因此多数患者都存在形体消瘦的问题。尤其到了康复期，患者可能依然存在体重下降、营养不良的情况，这不但会降低患者的免疫力、影响生活质量，还会提高各种治疗毒副作用的发生率，进而缩短患者的生存期。因此，保持健康的体重非常重要，最好将身体质量指数（BMI）保持在18.5~23.9（计算公式见第47页）。

康复期内，家属不妨为患者准备一个体重秤，定期记录体重，通过体重直观地评估患者的营养情况。

➤ 适合康复期患者的食物 ────────────────────→

　　康复期患者在饮食上需要做到粗细搭配、荤素搭配，丰富摄入食物的种类，尽量保持每一餐的饮食搭配多样化。具体的饮食搭配方案与患者消化系统恢复情况、身体状况有关系。为实现恢复体质的最终目的，在食欲允许的情况下，既要保证营养的来源，又要保证身体的消化功能与饮食相协调。

◉ 每日摄入的食物种类在12种以上

　　癌症康复期的患者，每日摄入的食物种类最好在12种以上，每周在25种以上。这样可以保证患者在身体恢复的过程中做到荤素、粗细搭配，从而保证丰富的营养素来源。

　　在胃肠功能允许的情况下，建议康复期患者每天摄入300~400克主食，可根据自身营养状况少量增减，其中全谷物占1/3以上。因为全谷物不仅能够提供丰富的膳食纤维和维生素，还富含抗氧化物质。与精制谷物相比，全谷物保留了更多膳食纤维、蛋白质、维生素和矿物质等，对于患者体重的控制、胃肠功能的调节、血糖的控制及免疫力的提高均有所帮助。

◉ 绿叶蔬菜是术后疗养的好选择

　　羽衣甘蓝、菠菜、芥菜等绿叶蔬菜富含能降低炎症发生率、增强机体免疫功能和促进伤口愈合的营养成分，是康复期患者日常饮食搭配中不可缺少的选择。绿叶蔬菜富含维生素C、锰、镁和叶酸，还富含多酚类抗氧化物，具有抗炎和免疫支持功能，其中维生素C对康复期患者的伤口愈合十分有帮助。

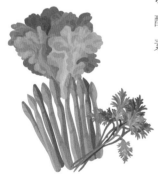

绿叶蔬菜中有较丰富的多酚类物质，比如抗氧化剂槲皮素，有助于抑制炎症物质的产生，可以帮助患者降低炎症发生率。

◎ 每周食用鱼虾等白肉不少于3次

鱼肉是非常好的蛋白质来源，并且含有丰富的多不饱和脂肪酸、维生素和矿物质。特别是深海鱼类，含有较高的长链多不饱和脂肪酸，在抗炎、降低血液黏稠度、增加高密度脂蛋白胆固醇方面具有明显优势。其中EPA(二十碳五烯酸)和DHA(二十二碳六烯酸)具有调节血脂、防治动脉粥样硬化及辅助抗肿瘤等作用。如果食欲允许，康复期患者可以多摄入鱼类，特别是深海鱼类，对健康益处颇多。

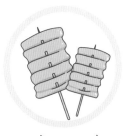

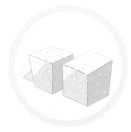

豆类蛋白属于优质蛋白，康复期患者可适量食用，每日可食用豆腐干30~50克或白豆腐100~200克。

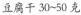

豆腐干 30~50 克

白豆腐100~200克

◎ 薯类富含抗炎植物化学物

对于康复期患者来说，碳水化合物摄入不足可能会延缓伤口愈合，延迟身体恢复。在康复期内，摄入适量、健康的含碳水化合物的食物，比如薯类，对身体恢复很有帮助。同时，薯类还富含抗炎植物化学物、维生素和矿物质，包括维生素C、类胡萝卜素和锰，可以提升患者的免疫力。

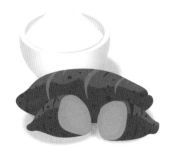

富含碳水化合物的薯类不仅可以为患者提供身体恢复所需的能量，还含有帮助伤口修复的多种酶。

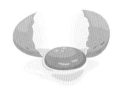

鸡蛋含有维生素A
和维生素B_{12},有助
于康复期患者免疫
功能的恢复。

◎ 鸡蛋是蛋白质比较好的来源之一

康复期内,患者身体需要的蛋白质比成人每日推荐摄入
量要多。根据美国强化康复协会对术后患者的饮食建议,康
复期的癌症患者应根据自身体重,每千克摄入0.7~0.9克蛋白
质。鸡蛋对康复期患者来说不仅是补充蛋白质的极好来源,
还富含促进免疫系统健康和伤口愈合的营养物质。

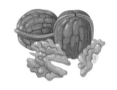

坚果富含锌、维生素E、
锰和镁,能够在身体中
起到天然抗氧化剂的
作用,预防免疫细胞
损伤。

◎ 坚果可以减少感染风险

坚果,如杏仁、山核桃、胡桃、葵花籽等,能够在患者的恢
复过程中为身体提供"燃料"。坚果富含植物蛋白、健康脂肪、
维生素和矿物质,有助于伤口愈合。成人每天需要摄入维生
素E12~16毫克,摄入适量的维生素E可以改善免疫细胞的
功能,有助于人体抵抗疾病,能够帮助康复期患者减少感染
风险。

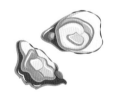

癌症患者在吃牡蛎时
应以蒸煮等清淡烹调
方式为主,避免油炸。

◎ 多吃牡蛎、贻贝和蛤蜊等贝类

牡蛎、贻贝和蛤蜊等富含锌、硒、鲍灵等营养物质。鲍灵
能够破坏癌细胞的代谢物质,可以帮助康复期患者预防复发
风险。锌对维持正常免疫功能同样重要,能够促进细胞生长
发育和组织再生,加速伤口愈合。建议成人每天摄入15毫克
锌,而每100克牡蛎肉就含有9.4毫克的锌。

采取抗炎饮食模式

　　抗炎饮食是由美国麻省理工学院医学院开发的肠道抗炎饮食演变而来，最初应用于炎症性肠病患者的治疗。这里所说的"炎症"，与病毒或细菌引起的"炎症"并不相同。抗炎饮食中的"炎"主要指各种细胞因子在压力或应激状态下过量产生的慢性低度炎症，与日常饮食习惯有很大关系。这种"炎症"平时难以被人察觉，在常规体检时也不易被发现。因此，长期抗炎饮食能够帮助康复期患者远离癌症复发。

◎ 具有抗炎作用的食物

　　日常饮食中存在抗炎作用的物质主要分为ω-3多不饱和脂肪酸和天然抗氧化剂。

- ◎ ω-3多不饱和脂肪酸主要存在于各类海鱼中，如三文鱼、凤尾鱼等，还存在于亚麻籽油、橄榄油及核桃油里。
- ◎ 富含天然抗氧化剂的食物有很多，比如蓝莓、草莓、树莓、葡萄、西红柿、西蓝花等水果、蔬菜以及姜黄、银杏、松花粉等。
- ◎ 除以上食物，十字花科的羽衣甘蓝、卷心菜等，全谷物、豆类等，绿茶、生姜、肉桂及大蒜等，也具有抗炎作用。

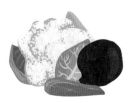

◎ 避免摄入引发身体炎症的食物

　　促炎食物一般是指会促进、引发炎症的食物，主要有高糖、精制碳水食物，高脂、油炸食物，红肉、加工肉类以及酒精。要格外注意的是，反式脂肪酸能提高体内炎症因子水平，其被广泛应用于加工食品、烘焙食品、油炸食品、快餐中。康复期患者要尽量减少摄入易引发炎症的食物，避免影响身体的正常恢复。

抗炎饮食模式的特点是：以植物性食物为主，多食用水果、蔬菜、全谷物，以及富含ω-3多不饱和脂肪酸的食物。

康复期的其他膳食模式

癌症患者在康复期必须重视对身体营养状况的筛查与管理，通过科学的饮食调整达到防癌抗癌的营养治疗是康复期的主要目标。必要时，患者可以定期寻求专业营养师的帮助，及时改正饮食中的谬误，预防肿瘤复发和转移。

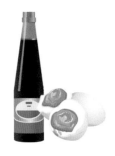

家庭烹饪用盐中，不能忽视"隐形盐"，如酱油、咸菜、酱豆腐等。

◎ 低盐饮食：每日不超过3克

人体长期处于高盐环境下，更容易导致与炎症相关的基因表达升高，而抗炎症的基因表达相对下降。通俗来讲就是，当盐摄入量过高时，人体内会生成过多的促炎症因子，进而出现炎症反应。而过度的炎症反应，会使免疫系统攻击正常细胞，致使机体的功能和代谢发生紊乱。因此，处于康复期的肿瘤患者要遵循低盐饮食的原则。

低盐饮食是指人们在日常饮食中对钠盐保持较低的摄入量。世界卫生组织提出，一个正常成人每天钠盐的摄入量应该控制在6克左右，建议康复期的癌症患者每日摄入的钠盐不超过3克。在购买食物时，患者或家属要仔细查看营养成分表，优先选择钠含量低的。如果食用了钠含量较高的食物，就要按比例减少食盐的使用量，将每日钠盐的总摄入量控制在较低的水平。

◎ 低碳水饮食：适量最重要

碳水化合物被人体消化吸收后会以葡萄糖的形式参与生命活动。对于癌症患者来说，葡萄糖是身体代谢的重要能量来源，会被体内的肿瘤组织大量消耗，并通过促进胰岛素分泌而加快肿瘤繁殖。虽然低碳水饮食具有抗癌功能，但对康复期患者来说，摄入能量不足有可能影响机体的健康。因此，低碳水饮食并非无碳水饮食，适量的碳水化合物是患者保持身体健康所必需的。

康复期患者每天的能量摄入以25~35千卡/千克（105~146千焦/千克）为宜，可以依据患者的实际需求进行调整。在饮食结构中，碳水化合物提供的能量应占全天总能量的40%~60%。

◎ 高膳食纤维饮食：保持肠道微生态的多样性

中国人的膳食素以谷物为主，并辅以蔬菜、水果，一直遵循高膳食纤维的饮食习惯。但随着生活水平的提高，食物精细化程度越来越高，动物性食物占比大大增加，使得我国人民膳食纤维的摄入量明显不足。根据国际推荐标准，成人每天膳食纤维的摄入量应维持在30克。

▶ 摄入膳食纤维有助于维持肠道菌群平衡

膳食纤维虽然是植物中不能被人体消化的糖类物质，但对人体有着显著的益处。自然界中有上千种膳食纤维，其生理效应各不相同，但都可以在肠道菌群的作用下发酵产生短链脂肪酸，促进益生菌发挥广泛的作用。

在过去的几十年中，大量的临床试验数据都表明微生物对于癌症研究的重要性，保持肠道微生态的多样性在癌症治疗中起着重要作用，尤其在预防食管癌、结直肠癌、胰腺癌及乳腺癌中表现突出。

▶ 高膳食纤维饮食并不代表膳食纤维越多越好

需要注意的是，摄入过多膳食纤维，容易造成铁、锌、镁、钙等矿物质难以被身体吸收。康复期患者的胃肠消化功能可能还没有完全恢复，因此需要循序渐进地增加膳食纤维的摄入量。

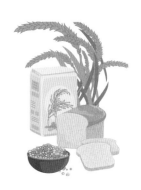

谷类中的粗粮，比如小米、燕麦、大麦等都含有丰富的膳食纤维，建议与大米搭配食用。

另外，膳食纤维有很强的吸水能力和与水结合的能力，这样肠道中粪便的体积就会增大，转运速度加快，能减少有害物质接触肠壁的时间。因此，患者在摄入膳食纤维的同时，也需要多喝水，避免便秘。

三餐外还要吃营养补充剂

营养补充剂是一种补充维生素、矿物质而不以提供能量为目的的产品，可以为癌症患者补充日常膳食中供给不足的微量营养素，产品形式为片剂、胶囊、冲剂或口服液。摄入适量的补充剂可以帮助康复期患者远离营养不良，调节机体功能。

◎ 营养补充剂是特别的保健品

保健食品主要分为营养补充剂和具有调节机体功能的功能性产品2大类。以补充维生素、矿物质为目的的产品通常被列入营养补充剂的类别。从产品吸收的角度来讲，专业营养补充剂在产品纯度和吸收利用率方面能够满足更高的标准，符合药品的生产标准，甚至很多医疗级别营养素会像药品一样进行临床试验。

营养补充剂的设计是为了有营养补充需求的特定人群。比如癌症患者，营养补充剂可以帮助患者获得营养支持以达到身体机能的最佳水平，让身体代谢和器官功能保持正常状态。

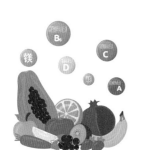

营养补充剂虽然不会对人体产生危害，但也不能代替正常饮食，均衡的饮食才是康复期患者最好的营养来源。

◎ 大多数患者日常饮食难以做到营养均衡

事实上，对大多数癌症患者来说，单用食物确实很难做到营养均衡，原因主要有以下3个方面。

◎ 每天摄入的食物种类不够。不同的食物有不同的营养，食物种类太少就很难做到营养均衡。日常生活中，患者其实很难做到每天吃12种以上的食物。

◎ 食物的选择搭配不当，烹饪方法不当。很多患者或者患者家属没有系统性地学过实用营养知识，不能确切地根据身体情况合理选择食物。

◎ 由于生理代谢和治疗的不良反应，包括康复期患者的消化系统功能仍然没有恢复完全，患者经常会面临营养不良的问题，导致抗癌治疗的预后不理想。

◉ 如何补充维生素类产品

◎ **B族维生素**：B族维生素之间有协同作用，一次摄取全部B族维生素比分别摄取效果更好。康复期患者如果无法保证均衡膳食，建议遵医嘱适当补充B族维生素。

◎ **维生素C**：康复期患者可以补充维生素C，但不能过量，每天维生素C的最佳用量应在200~300毫克，最低不少于60毫克。维生素C最大的耐受量是1000毫克，超过最大耐受量，过多的维生素C就会分解成草酸，易引发泌尿系统结石。

◎ **维生素D**：建议康复期患者每日补充400~800国际单位的维生素D。一般每粒维生素D滴剂含400国际单位的维生素D。

◎ **维生素E**：维生素E又称生育酚，会促进性激素分泌，建议卵巢癌、子宫内膜癌、乳腺癌、前列腺癌等生殖系统肿瘤患者避免使用维生素E类产品。

晒太阳可以补充维生素D，建议癌症患者根据季节，选择温度适宜的时间段，每天晒太阳30分钟。

◉ 补钙要避开两个误区

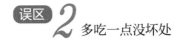

误区 **1** 钙片里面全是钙　　　误区 **2** 多吃一点没坏处

钙片是一种钙盐，比如碳酸钙、柠檬酸钙等。1克碳酸钙中只有400毫克钙，因此在选购的时候要看清楚产品的具体含钙量。建议癌症患者每日摄入700~1200毫克的钙。激素依赖型的乳腺癌患者、甲状旁腺功能受损的甲状腺癌患者、胃肠道功能受损的肿瘤患者，体内钙的流失会增多，因此需要在医生的指导下增加钙的摄入量。

◉ 口服铁剂有助于纠正缺铁性贫血

癌症患者很多时候会因为治疗的原因产生有不同程度的贫血。放化疗造成骨髓抑制导致的贫血，在严重时需要输血或者使用促红细胞生成素才能治疗。在康复期，患者因营养不良引起铁的缺乏时，可以通过服用口服铁剂（如硫酸亚铁、琥珀酸亚铁）来帮助缓解缺铁性贫血。

挑选保健品，也要听医生的

保健品是保健食品的通俗说法。保健食品是食品的一个特殊种类，介于其他食品和药品之间。保健食品有特定的保健功能，具有规定的食用量。同时根据其不同的保健功能，保健食品有特定的适宜人群和不适宜人群。建议康复期患者在挑选保健品之前先询问专业医生。

◎ 关于保健品的一些误区

误区 1 保健品能治病

"保健食品能够治疗甚至治愈疾病"的说法是错误的。保健食品可以调节、增强人体的某些机能。患者可以在医生的指导下选用一些保健食品辅助治疗，但不能本末倒置，用保健食品替代真正可以治疗疾病的药物。

误区 2 保健品能当饭吃

一些患者听信广告宣传，把保健食品当饭吃，认为服用了多种维生素就可以少吃蔬菜、水果，吃了钙片就可以不喝牛奶。这些都是错误的想法。人体所需的各种营养成分主要来源于日常饮食，任何保健食品都不可能代替日常食物。

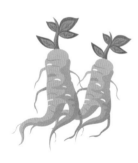

人参虽然是好东西，但并非什么体质的人都能吃。吃得不对可能会引起发热、上火、烦躁不安、血压升高等症状。

误区 3 过量服用多种保健食品

有的患者认为自己生病了，做了手术，又经历了化疗、放疗，到了康复期就应该好好补补身体。于是亲朋好友送、自己买，保健食品越吃越多，结果造成过量服用，不但增加胃肠负担，还可能引发毒性反应。

误区 4 撇开医生胡乱买

患者要在医生的指导下，确认自己缺什么、补什么、怎么补、吃多少。例如，蛋白粉适用于患严重胃肠道疾病或晚期癌症患者，如果消化功能不错，能够好好吃饭，就没有必要花这个"冤枉钱"。

误区 5 迷信"高科技"

现在市场上各种打着"高科技"（纳米、量子、磁场、生物电、基因、干细胞等）名目的保健食品很多，患者一次次掏腰包，结果仍然解决不了自己的问题。例如，某干细胞产品宣称可以治疗癌症、脑萎缩、帕金森病、艾滋病、老年痴呆等众多疑难杂症，事实上，干细胞目前多运用于医疗领域，属于生物医药方面的产品。目前在我国，只有造血干细胞移植被国家相关部门认可，主要用于白血病的治疗，然而不少企业却打着干细胞的名义忽悠消费者。

误区 6 把普通食品当保健食品

市面上出现了许多与保健食品包装、外观相似的普通食品，消费者在购买保健食品时，一是要看是否标注"保健食品"标识，即是否有"蓝帽子"（正规保健食品在产品外包装上印刻天蓝色、形如"帽子"的专用标志），二是要学会辨别产品包装上是否有保健食品批准文号"国食健字G"或"国食健字J"（进口保健品）。

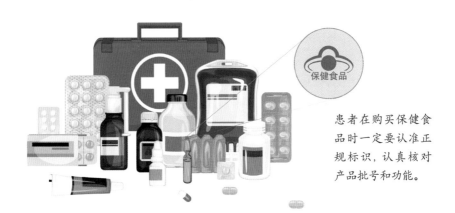

患者在购买保健食品时一定要认准正规标识，认真核对产品批号和功能。

135

◎ 按需购买保健品

◎ **蛋白粉**：蛋白粉的主要成分就是蛋白质，适宜缺乏食欲的癌症患者。

◎ **褪黑素**：褪黑素是每个人都会分泌的一种与生物节律相关的激素，可以帮助有睡眠问题的人群获得更好的睡眠。但它不是药物，只能起到辅助作用，建议癌症患者咨询专科医生后再决定是否服用褪黑素。

◎ **膳食纤维**：补充剂中的膳食纤维一般不如天然食物的丰富，只有食补不佳时，才可以考虑膳食纤维补充剂。癌症患者在康复期，如果进食欠佳，同时出现排便困难，可以适当补充一些膳食纤维。

◎ 购买益生菌，选"活菌"

益生菌的活性是保证它们能发挥作用的重要因素。建议患者选择有"活菌"字样、保质期较短、需要冷藏储存的产品。益生菌最好在饭后立即吃，这个时候胃酸被食物稀释了，益生菌的存活率相对高一些。

虽然某一种益生菌单独使用也会带来某些好处，但作为承担了一定治疗作用的益生菌，大多数在联合使用的时候效果更佳。建议患者按照营养师或医生的推荐，在正规药店或医院购买。

◎ 医生不推荐购买的保健品

◎ **鱼胶**：又称花胶、鱼肚，是鱼的辅助呼吸器官，其中的胶原蛋白是大分子物质，不能直接被吸收，更不能定向被皮肤吸收。

◎ **雪蛤**：是一种酷似田鸡的蛙科生物，不能抗衰老养颜，不能提高免疫力。

◎ **大麦若叶青汁**：其实是大麦苗碾碎榨汁，喝青汁不如多吃蔬菜、水果。

◎ **口服白藜芦醇**：一些研究表明白藜芦醇可以降低胆固醇、减少炎症反应。但这些研究都是在动物中进行的，目前没有证据证明对人类有同样的好处。

◎ **燕窝**：营养组成其实就是碳水化合物加蛋白质，且从蛋白质的角度看，吃燕窝不如吃鸡蛋。商家炒作的唾液酸具有神奇功效，没有科研证据证实其有美容保健的功效。

改变生活方式有助于康复

世界卫生组织认为癌症是一种生活方式病。对癌症患者来说，健康的生活方式是较好的防癌抗癌措施。健康的生活方式包括：劳逸结合、适度运动、三餐规律、戒烟戒酒、不熬夜、不过度操劳、早睡早起，等等。只有做到健康的生活作息，才能够提高自身的免疫力，将癌症复发率降到最低。

◉ 运动能够改善癌症相关症状

在康复期，体育锻炼对患者来说通常是安全的、能够耐受的。每位患者都应该"避免不活动"。已有大量研究证据表明，有氧运动、抗阻运动以及有氧运动联合抗阻运动可以改善常见的癌症相关症状，包括因癌症带来的焦虑、抑郁、疲乏等情况，能够帮助患者提高身体机能和生活质量。

◉ 每周进行3~5次有氧运动

运动可以减少结肠癌、乳腺癌、子宫内膜癌等的患病风险和复发风险，还能帮助癌症患者从化疗、放疗、手术的不良反应和并发症中快速恢复。癌症患者在康复期，每周可以进行3~5次30分钟左右的有氧运动，包括步行、快走、慢跑、游泳、骑自行车等。如果身体条件允许，建议患者一周内最好能完成100分钟中等强度的有氧运动，或每周累计至少75分钟高强度有氧运动。

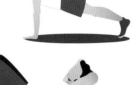
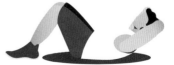

患者可以将有氧运动和力量训练相结合，做一些抗阻运动，包括俯卧撑、举杠铃等，但切记不要超负荷运动。

不同强度的运动举例

轻度运动 慢步行、简单的家务（如打扫房间）等

中度运动 急步行、慢慢地踏单车、慢速游泳、以中等速度使用健身器械、打高尔夫球、瑜伽、太极、普拉提等

剧烈运动 跑步、竞走、网球、有氧运动、快速踏单车、爬山或爬楼梯、壁球、跳舞、跳绳等

◎ 每晚保证7~9小时的睡眠

充足的睡眠可以提高注意力、记忆力和免疫力，有利于提高患者的生活质量。相反，睡眠不足则会影响新陈代谢，甚至可能影响康复期患者的身体恢复。长期睡眠不足会对患者的情绪造成影响，让人焦虑、易怒，甚至具有攻击性。建议康复期患者每晚保持7~9小时的睡眠，睡眠前应该尽量避免接触电子设备、避免进食或者剧烈运动。有机会的话，患者可以在白天也抽空睡个午觉，精力充沛让身体恢复得更快。

◎ 好心情是保持健康的秘诀

据报道，国内癌症患者抑郁发生率为20%~50%，国外发生率为3.7%~58%。常出现焦虑、抑郁等各种负性情绪，会导致机体免疫功能下降，不仅影响后续的恢复效果，还会使生活质量严重降低。因此在日常生活中，患者要保持心情愉悦，必要的时候可以寻求心理咨询。

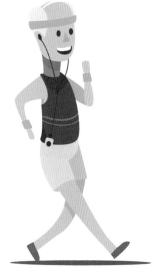

运动是调节情绪的良药，运动的时候戴上耳机，听放松的音乐，心情会更好。

◎ 孤独会增加复发风险，请积极参与社交

很多患者会因为得了癌症出现回避社交的倾向，但长期回避社交只会让自己变得孤独、焦虑，出现各种负面情绪，影响身体健康。有研究表明，孤独不仅会增加患癌风险，还会提高患癌后的死亡率，危害相当于吸烟和肥胖。康复期患者在身体恢复的过程中，更需要和家人、朋友加强沟通，亲朋好友的陪伴会让患者更有动力抗癌。

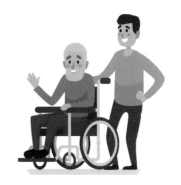

◎ 良好的兴趣爱好可以抵御消极情绪

患者培养良好的兴趣爱好，可以帮助自己排解消极不良情绪，增强对生活的热爱，更有勇气和动力去克服各种各样的困难和险境。对癌症患者来说，有了想要做的事情就能培养更顽强的毅力、激发内在动力，从而有更多对生存以及生活的美好信念。

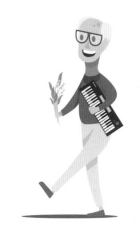

◎ 3~6个月复查一次

癌症患者在康复期应该根据自己的情况，安排去医院的复查时间，有的可能需要3个月就复查一次，有的半年复查一次就可以。定期规范的复查能够及时发现和干预复发或者转移的肿瘤，从而让患者得到及时的治疗，最大限度地延长患者的生存时间。

康复期内，有些患者不敢去复查，不妨转念想一下：现在身体感觉比以前要好，通过这段时间的调整，相信复查的结果一定会是理想的。

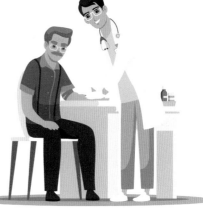

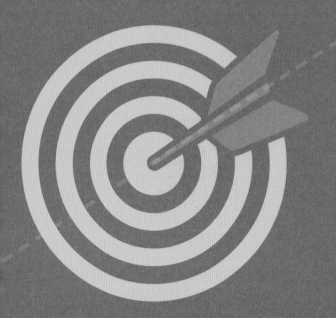

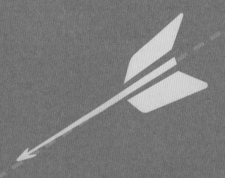

附录

根据不同患者的营养需求，本附录列举了适合癌症患者的4周营养膳食餐单、软食餐单、半流质食物餐单、少渣半流质食物餐单、流质食物餐单以及清流质食物餐单，患者朋友可根据自身健康状况和营养需求，灵活选用。

4 周营养膳食餐单推荐

很多癌症患者的基础代谢比普通人高，消耗也相应增高，及时提供足够的营养支持可以抵消身体高代谢、体重和肌肉的损失。该餐单适用于消化能力正常，短期内没有手术、化疗、放疗等治疗需求的患者。食谱中的食物量以可食部分的重量为主，如肉50

第一周：高蛋白、高膳食纤维餐单推荐

餐次	食物种类及用量	周一	周二
早餐	主食50克	全麦鸡肉三明治	葱油饼
	粥/豆浆/牛奶200克	冰糖燕窝粥	豆浆
	蔬菜50~100克	凉拌西红柿	凉拌木耳
	蛋1个	荷包蛋	水煮蛋
加餐	鲜榨果蔬汁（西芹1/3根＋苹果1/3个＋香蕉1/3根＋羽衣甘蓝嫩叶3片＋椰子水200毫升）常温饮用，如天冷，可用40℃温水，乳清蛋白粉10克（与果蔬汁同服）		
午餐	主食	二米饭（大米100克、杂粮50克）或面食（精白面粉100克、杂粮面粉50克），可交换食用	
	肉50克或鱼虾75克	红烧狮子头	西红柿土豆焖牛腩
	血制品/内脏25克或豆制品25~50克	芦笋香干炒肉丝	平菇豆腐
	蔬菜150克	丝瓜炒蘑菇	韭菜绿豆芽
	汤100克	青菜豆腐汤	平菇鸡蛋汤
	油	植物油15克	
加餐	低糖酸奶100克，原味综合坚果25克		
晚餐	主食	二米饭（大米50克、杂粮50克）或面食（精白面粉50克、杂粮面粉50克），可交换食用	
	肉50克或鱼虾75克	洋葱烧肉	豇豆烧肉
	肉25克或豆制品25~50克	青椒干丝	木须肉
	蔬菜150克	蒸茄子	蒜蓉空心菜
	油	植物油10克	

克，指去皮去骨的50克猪肉、牛肉等；鱼虾75克，指去鳞去骨去壳后的75克鱼虾；蔬菜150克，指洗净粗加工后的150克蔬菜。本营养膳食餐单，分别以高蛋白、高膳食纤维，高蛋白、低膳食纤维，高蛋白、补铁，高蛋白、易消化为特点安排周食谱计划。

	周三	周四	周五	周六	周日
	小面包	千层糕	煮玉米	素菜包	华夫饼
	鲜牛奶	南瓜小米粥	豆浆	鸡丝粥	鲜牛奶
	蔬菜沙拉	凉拌豆芽	什锦菜	酱渍萝卜皮	蜜汁藕片
	蒸蛋	卤蛋	水煮蛋	荷包蛋	卤蛋
	盐焗鸡腿	白灼虾	红烧大排	清蒸鲈鱼	蛋皮卷肉
	蒜黄炒猪肝	酱爆三丁（胡萝卜、鸭血、土豆）	西芹炒豆干	肉糜冬菇酿豆腐	鸭血烩豆腐
	开洋冬瓜	蒜蓉苋菜	胡萝卜西蓝花	豆豉油麦菜	炝炒生菜
	乳鸽汤	西红柿鸡蛋汤	天麻鱼头汤	紫菜虾皮汤	萝卜牛丸汤
	卤牛肉	干切牛肉	虾仁蒸蛋	三鲜烩鱼丸	白灼河虾
	肉末茄子	平菇豆腐	茭瓜炒肉丝	花菜炒肉片	烫干丝
	烧豇豆	腐皮青菜	清炒丝瓜	炝炒卷心菜丝	芝麻酱菠菜

第二周：高蛋白、低膳食纤维餐单推荐

餐次	食物种类及用量	周一	周二
早餐	主食50克	豆沙包	豆腐包
	粥/豆浆/牛奶200克	小米粥	瘦肉粥
	果蔬50克	凉拌土豆丝	拌莴苣丝
	蛋1个	荷包蛋	水煮蛋
加餐	苏打饼干4块，乳清蛋白粉10克（温水冲服）		
午餐	主食	米饭（大米150克）或面食（精白面粉150克），可交换食用	
	肉50克或鱼虾75克	蛋饺炖豆腐	鸡汁蒸白鱼
	血制品/内脏25克或豆制品25~50克	青椒香干炒肉丝	韭菜炒猪血
	蔬菜150克	醋熘白菜	清炒菠菜
	汤	萝卜虾皮汤	白玉菇汤
	油	植物油15克	
加餐	低糖酸奶100克，原味综合坚果25克		
晚餐	主食	米饭（大米100克）或面食（精白面粉100克），可交换食用	
	肉50克或鱼虾75克	肉末豆腐	糖醋里脊
	肉25克或豆制品25~50克	杭椒牛柳	烫干丝
	蔬菜150克	蒜末蒸茄子	白灼西蓝花
	油	植物油10克	

周三	周四	周五	周六	周日
白吐司	鸡蛋软饼	华夫饼	清水蛋糕	葱油花卷
酸奶	山药米糊	燕麦粥	鲜牛奶	南瓜小米粥
鲜苹果片	拌花菜	蜜汁藕片	拌萝卜丝	拌冬瓜条
蒸蛋	卤蛋	水煮蛋	荷包蛋	卤蛋

周三	周四	周五	周六	周日
红烧鸡块	芙蓉虾仁	西红柿鱼片	土豆胡萝卜炖牛肉	百叶肉卷
洋葱炒猪肝	爆炒鸭血	青椒炒素鸡	白菜烧豆腐	西芹炒豆干
烧冬瓜条	蒜蓉生菜	木耳炒山药	炒苦瓜	炒丝瓜
紫菜鸡蛋汤	黄豆芽汤	白菜鸡蛋汤	西红柿鸡蛋汤	冬瓜汤

周三	周四	周五	周六	周日
烤鸭	红烧牛肉	文蛤蛋饼	双拼肉丸	虾滑烧豆腐
肉末豇豆	家常豆腐	花菜炒肉片	莴笋炒肉片	肉末粉丝
素炒三丝	上汤娃娃菜	炒西葫芦	炒洋葱	蒜苗炒藕片

第三周：高蛋白、补铁餐单推荐

餐次	食物种类及用量	周一	周二
早餐	主食50克	枣泥糕	菠菜蛋饼
	粥/豆浆/牛奶200克	小米粥	瘦肉粥
	果蔬50克	凉拌萝卜丝	拌莴苣丝
	蛋1个	荷包蛋	水煮蛋
加餐	苏打饼干4块，乳清蛋白粉10克（温水冲服）		
午餐	主食	米饭（大米150克）或面食（精白面粉150克），可交换食用	
	肉50克或鱼虾75克	红烧狮子头	西红柿土豆焖牛腩
	血制品/内脏25克或豆制品25~50克	鸭血豆腐	西芹炒豆干
	蔬菜150克	醋熘白菜	清炒菠菜
	汤	萝卜虾皮汤	白玉菇汤
	油	植物油15克	
加餐	水果200克（猕猴桃/橙子/草莓/葡萄/香蕉/苹果等）		
晚餐	主食	米饭（大米100克）或面食（精白面粉100克），可交换食用	
	肉50克或鱼虾75克	杭椒牛柳	糖醋里脊
	肉25克或豆制品25~50克	肉末豆腐	烫干丝
	蔬菜150克	蒜末蒸茄子	白灼西蓝花
	油	植物油10克	

周三	周四	周五	周六	周日
白吐司	牛肉包	清水蛋糕	华夫饼	葱油花卷
红枣酸奶	山药米糊	红豆薏米粥	鲜牛奶	南瓜小米粥
鲜苹果片	拌花菜	蜜汁藕片	拌萝卜丝	拌冬瓜条
蒸蛋	卤蛋	水煮蛋	荷包蛋	卤蛋

红烧鸡块	芙蓉虾仁	胡萝卜炖牛肉	酸汤鱼片	百叶肉卷
洋葱炒猪肝	泡菜炒鸡胗	卤猪肝	洋葱炒猪肝	爆炒腰花
烧冬瓜条	蒜蓉生菜	木耳炒山药	炒苋菜	清炒西蓝花
紫菜鸡蛋汤	鸭血汤	白菜鸡蛋汤	黄豆芽汤	乳鸽汤

烤鸭	红烧牛肉	文蛤蛋饼	萝卜炖牛丸	肉末蒸蛋
肉末豇豆	黄瓜肉片	花菜炒肉片	木须肉	虾滑嫩豆腐
素炒三丝	上汤菠菜	炒西葫芦片	蒜苗炒藕片	蒜蓉油麦菜

第四周：高蛋白、易消化餐单推荐

餐次	食物种类及用量	周一	周二
早餐	主食50克	豆沙包	豆腐包
	粥 / 牛奶200克	鲜牛奶	鸡肉粥
	蛋1个	蒸蛋	水煮蛋
加餐	鲜榨果蔬汁（苹果1/3个＋香蕉1/3根＋蓝莓5粒＋圣女果3个＋羽衣甘蓝嫩叶1片＋椰子水200毫升）常温饮用，如天冷，可用40℃温水，乳清蛋白粉10克（与果蔬汁同服）		
午餐	主食	米饭（大米150克）或面食（精白面粉150克），可交换食用，制成软烂易咀嚼状态	
	肉50克或鱼虾75克	百叶肉卷	鸡汁蒸白鱼
	肉25克或豆制品25~50克	鸭血豆腐	肉末烧茄子
	蔬菜150克	烧白菜丝	炒黄瓜片
	汤	西红柿鸡蛋汤	黑鱼汤
	油	植物油15克	
加餐	苏打饼干4片，低糖酸奶100克		
晚餐	主食	米饭（大米100克）或面食（精白面粉100克），可交换食用	
	肉50克 或 鱼虾75克	水饺	萝卜烧肉
	肉25克 或豆制品25~50克		丝瓜烧豆腐
	蔬菜150克	可参考中午蔬菜做法，也可以加入馅料中，等量即可。	
	油	植物油10克	

	周三	周四	周五	周六	周日
	白吐司	鸡蛋软饼	华夫饼	清水蛋糕	葱油花卷
	酸奶	山药米糊	文火白粥	鲜牛奶	南瓜小米粥
	蒸蛋	蒸蛋	水煮蛋	西式滑蛋	水煮蛋
	卤鸡腿	芙蓉虾仁	西红柿鱼片	土豆炖牛腩	蛋饺炖豆腐
	葱烧腐竹	蛋黄豆腐	冬瓜烧肉丸	烫嫩干丝	洋葱炒猪肝
	烧冬瓜条	蒜蓉生菜碎	木耳炒山药片	烧豇豆	清炒丝瓜
	紫菜鸡蛋汤	乳鸽汤	白菜鸡蛋汤	鱼丸汤	冬瓜海米汤
	卤鸭肝	大馄饨	虾仁蒸蛋	三鲜烩鱼丸	西红柿牛肉手擀面
	笋瓜鸡片		胡萝卜炒鸡丝	肉汁卤素鸡	

软食餐单推荐

这里为消化能力较弱，易引起消化不良的癌症患者提供一周软食餐单。这类患者可能无法咀嚼大块食物，因此搭配原则是以细软、易咀嚼的食物为主，减少含膳食纤维

一周软食餐单推荐

餐次	周一	周二	周三
早餐	纯牛奶 水煮蛋 葱香花卷 凉拌黄瓜豆腐丝	无糖豆浆 蒸蛋 豆沙包 清炒绿豆芽	酸奶 茶叶蛋 全麦馒头 凉拌萝卜丝
加餐	猕猴桃	苹果	香梨
午餐	烂杂粮饭/烂杂粮面条/杂粮馒头 红烧鱼块 醋熘卷心菜 翡翠菌菇汤	烂杂粮饭 白灼大虾 西红柿炒蛋 青菜豆腐汤	烂杂粮饭 甜椒牛柳 清炒空心菜 排骨莲藕汤
加餐	橙子	火龙果	柚子
晚餐	烂杂粮饭/烂杂粮面条/杂粮馒头 肉末豆腐 彩椒炒莴笋丝	烂杂粮饭/烂杂粮面条/杂粮馒头 鸡丝娃娃菜 清炒南瓜丝	烂杂粮饭/烂杂粮面条/杂粮馒头 肉末茄子 清炒土豆片

全天用油25克，食盐5克。

多的食物，或将这类食物切碎煮烂后食用。由于软食中的蔬菜及肉类均需切碎、煮烂，导致维生素及矿物质损失较多，因此患者应多补充蔬菜汁、果泥等以保证摄入足够的维生素及矿物质。

周四	周五	周六	周日
纯牛奶	无糖豆浆	酸奶	黑豆浆
水煮蛋	蒸蛋	茶叶蛋	蒸蛋
南瓜发糕	鸡蛋饼	白菜猪肉包	葱油饼
清炒油麦菜	清炒卷心菜	凉拌胡萝卜丝	清炒茼蒿
圣女果	苹果	柚子	香蕉
烂杂粮饭/烂杂粮面条/杂粮馒头	烂杂粮饭/烂杂粮面条/杂粮馒头	烂杂粮饭/烂杂粮面条/杂粮馒头	烂杂粮饭/烂杂粮面条/杂粮馒头
清蒸鲈鱼	爆炒猪肝	豆角炖猪肉	虾仁西蓝花
清炒菠菜	干煸花菜	蒜蓉生菜	西葫芦炒木耳
西红柿鸡蛋汤	菠菜粉丝汤	紫菜鸡蛋汤	鸭血豆腐汤
猕猴桃	火龙果	香梨	圣女果
烂杂粮饭/烂杂粮面条/杂粮馒头	烂杂粮饭/烂杂粮面条/杂粮馒头	烂杂粮饭/烂杂粮面条/杂粮馒头	烂杂粮饭/烂杂粮面条/杂粮馒头
宫保鸡丁	肉末焖萝卜丝	莴笋炒肉片	土豆炖牛肉
冬瓜烧肉末	白菜炖粉条	香菇炒青菜	白菜炖豆腐

半流质食物餐单推荐

这里为发热、缺乏食欲、咀嚼或吞咽困难和消化功能欠佳的癌症患者提供一周的半流质食谱参考。癌症患者在手术前亦可采用半流质膳食作为过渡膳食。患者进食半流质膳食时，宜少量多餐，每日可进食5~6次；主食定量，一般全天不超过300克。

一周半流质饮食餐单推荐

餐次	周一	周二	周三
早餐	纯牛奶	甜豆花	豆浆
	蒸蛋	蒸蛋	蒸蛋
	南瓜粥	小米粥	鲜虾粥
加餐	混合果蔬汁/果蔬泥	混合果蔬汁/果蔬泥	混合果蔬汁/果蔬泥
午餐	稠米粥	面糊	绿豆泥
	白萝卜炖肉圆	肉末豆腐	冬瓜丸子汤
	鸡蛋烩豆腐	西红柿浓汤	素炒胡萝卜丝
加餐	纯牛奶/酸奶/奶粉	纯牛奶/酸奶/奶粉	纯牛奶/酸奶/奶粉
晚餐	西红柿猪肝面	鲜肉小馄饨	青菜鸡蛋龙须面

周四	周五	周六	周日
纯牛奶	甜豆花	豆浆	纯牛奶
蒸蛋	蒸蛋	蒸蛋	蒸蛋
白米粥	皮蛋瘦肉粥	紫薯薏仁粥	香菇滑鸡粥
混合果蔬汁/果蔬泥	混合果蔬汁/果蔬泥	混合果蔬汁/果蔬泥	混合果蔬汁/果蔬泥
南瓜羹	米粉糊	土豆泥	稠藕粉
茄汁鱼片	虾仁蒸蛋	土豆焖肉	清蒸鲈鱼
清炒土豆丝	白菜炖豆腐	鸡丝娃娃菜	焖南瓜块
纯牛奶/酸奶/奶粉	纯牛奶/酸奶/奶粉	纯牛奶/酸奶/奶粉	纯牛奶/酸奶/奶粉
西葫芦蛋花疙瘩汤	肉末青菜面	清汤馄饨皮	肉丝菌汤面

少渣半流质食物餐单推荐

该餐单适用于胃肠道手术后的癌症患者。患者需要严格地限制膳食中的膳食纤维，除过滤的菜汤、肉汤和果汁外，避免食用其他蔬菜及水果。少渣半流质膳食中所含维生素可能满足不了患者的需要，必要时可遵医嘱服用营养补充剂。

一周少渣半流质饮食餐单推荐

餐次	周一	周二	周三
早餐	纯牛奶	甜豆花	豆浆
	蒸蛋	蒸蛋	蒸蛋
	南瓜粥	小米粥	鲜虾粥
加餐	纯牛奶/酸奶/奶粉	纯牛奶/酸奶/奶粉	纯牛奶/酸奶/奶粉
午餐	稠米粥	面糊	绿豆泥
	清鸡汤	鱼蓉汤	豆腐羹
加餐	鲜榨果蔬汁	鲜榨果蔬汁	鲜榨果蔬汁
晚餐	鸡汤面	鲜肉小馄饨	鸡茸粥

周四	周五	周六	周日
纯牛奶	甜豆花	豆浆	纯牛奶
蒸蛋	蒸蛋	蒸蛋	蒸蛋
白米粥	瘦肉粥	白米粥	鸡茸粥
纯牛奶/酸奶/奶粉	纯牛奶/酸奶/奶粉	纯牛奶/酸奶/奶粉	纯牛奶/酸奶/奶粉
南瓜羹	米粉糊	土豆泥	稠藕粉
鸡蓉汤	西红柿鸡蛋汤	猪肝汤	肉泥豆腐脑
鲜榨果蔬汁	鲜榨果蔬汁	鲜榨果蔬汁	鲜榨果蔬汁
肉末龙须面	鲜虾粥	大骨汤面	清汤馄饨皮

流质食物餐单推荐

该餐单适用于高热、病情危重、无力咀嚼、消化功能减弱、食管狭窄和各种大手术后的癌症患者。流质膳食所提供的各种营养成分一般不能满足患者的正常需要，只能在短期内食用。若需较长时间食用，患者要增加膳食中的热量、蛋白质、维生素和矿物质等。

一周流质饮食餐单推荐

餐次	周一	周二	周三
早餐	加糖豆浆 鸡蛋羹/冲鸡蛋 浓米汤	纯牛奶 鸡蛋羹/冲鸡蛋 红豆汤	甜豆花 鸡蛋羹/冲鸡蛋 冲藕粉
加餐	混合果蔬汁	混合果蔬汁	混合果蔬汁
午餐	稠米粥 清鸡汤	面糊 鱼蓉汤	绿豆泥 豆腐羹
加餐	纯牛奶/酸奶/奶粉	纯牛奶/酸奶/奶粉	纯牛奶/酸奶/奶粉
晚餐	甜豆花	冲藕粉	玉米糊

周四	周五	周六	周日
豆浆	纯牛奶	纯牛奶	甜豆花
鸡蛋羹/冲鸡蛋	鸡蛋羹/冲鸡蛋	鸡蛋羹/冲鸡蛋	鸡蛋羹/冲鸡蛋
玉米糊	稀面糊	绿豆汤	冲米粉
混合果蔬汁	混合果蔬汁	混合果蔬汁	混合果蔬汁
南瓜羹	米粉糊	土豆泥	稠藕粉
鸡蓉汤	西红柿鸡蛋汤	猪肝汤	肉泥豆腐脑
纯牛奶/酸奶/奶粉	纯牛奶/酸奶/奶粉	纯牛奶/酸奶/奶粉	纯牛奶/酸奶/奶粉
大米汤	绿豆汤	冲米粉	甜豆浆

清流质食物餐单推荐

清流质食物是一种限制较严的流质膳食，适用于手术前后和腹泻等严重的癌症患者。膳食中不含产气食物，如牛奶、豆浆、浓汤及一切易胀气的食品，在结肠中留的残渣最少，因此比一般流质膳食更为清淡。使用清流质食物可提供部分水分、电解质以及少量热能，可防止患者脱水。

一周清流质饮食餐单推荐

餐次	周一	周二	周三
早餐	稀藕粉	大米油	冲米粉
加餐	清鸡汤	甲鱼汤	清排骨汤
午餐	稀藕粉	小米油	冲米粉
	嫩蛋羹	冲鸡蛋	嫩蛋羹
	过滤蔬菜汤（青菜/白菜/菠菜/西红柿等）	过滤蔬菜汤（青菜/白菜/菠菜/西红柿等）	过滤蔬菜汤（青菜/白菜/菠菜/西红柿等）
加餐	鲜果汁（苹果/橙子/香梨等）	鲜果汁（苹果/橙子/香梨等）	鲜果汁（苹果/橙子/香梨等）
晚餐	稀藕粉	小米油	冲米粉

短期食用，每天6~8餐。长期使用者应配合全营养粉和（或）肠外营养。

周四	周五	周六	周日
杏仁露	过箩绿豆汤	过箩红豆汤	小米油
黑鱼汤	去油老鸭汤	鸽子汤	鲫鱼汤
杏仁露	过箩绿豆汤	过箩红豆汤	小米油
冲鸡蛋	嫩蛋羹	冲鸡蛋	嫩蛋羹
过滤蔬菜汤（青菜/白菜/菠菜/西红柿等）	过滤蔬菜汤（青菜/白菜/菠菜/西红柿等）	过滤蔬菜汤（青菜/白菜/菠菜/西红柿等）	过滤蔬菜汤（青菜/白菜/菠菜/西红柿等）
鲜果汁（苹果/橙子/香梨等）	鲜果汁（苹果/橙子/香梨等）	鲜果汁（苹果/橙子/香梨等）	鲜果汁（苹果/橙子/香梨等）
杏仁露	过箩绿豆汤	过箩红豆汤	小米油

图书在版编目（CIP）数据

吃出抗癌力 / 孙蔚莉，卞卫和，张亚男主编 .—南京：江苏凤凰科学技术出版社，2024.01

ISBN 978-7-5713-3902-9

Ⅰ.①吃… Ⅱ.①孙…②卞…③张… Ⅲ.①癌 - 食物疗法 Ⅳ.①R247.1

中国国家版本馆 CIP 数据核字（2023）第 233031 号

凤凰汉竹

中国健康生活图书实力品牌

吃出抗癌力

主　　　编	孙蔚莉　卞卫和　张亚男	
责 任 编 辑	刘玉锋　黄翠香	
特 邀 编 辑	陈　旻	
责 任 校 对	仲　敏	
责 任 监 制	刘文洋	

出 版 发 行	江苏凤凰科学技术出版社
出版社地址	南京市湖南路 1 号 A 楼，邮编：210009
出版社网址	http://www.pspress.cn
印　　　刷	江苏凤凰新华印务集团有限公司

开　　　本	720mm×1000mm　1/16
印　　　张	11
字　　　数	220 000
版　　　次	2024 年 1 月第 1 版
印　　　次	2024 年 1 月第 1 次印刷

标 准 书 号	ISBN 978-7-5713-3902-9
定　　　价	49.80 元

图书如有印装质量问题，可向我社印务部调换。